Die besten
Apfelessig-Tipps

Simone Harland

Die besten
Apfelessig-
Tipps

für Gesundheit, Schönheit,
Fitness, Figur und Haushalt

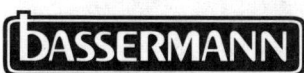

Zum gleichen Thema und von derselben Autorin sind bei Bassermann
bereits erschienen:
„Gesund und schlank mit Apfelessig" (ISBN 3-8094-0600-7)
„Apfelessig" (ISBN 3-8094-0645-7)

Der Text dieses Buches entspricht den Regeln
der neuen deutschen Rechtschreibung.

ISBN 3 8094 0663 5

Umschlaggestaltung: Elisabeth Berthauer
Titelbild: TLC-Foto-Studio GmbH, Velen-Ramsdorf
Layout: Horst Bachmann
Redaktion: Ralf Labitzky/Walter Fromm
Herstellung: Petra Becker/Walter Fromm

Die Ratschläge in diesem Buch sind von Autorin und Verlag sorgfältig erwogen
und geprüft, dennoch kann eine Garantie nicht übernommen werden. Eine
Haftung der Autorin bzw. des Verlags und seiner Beauftragten für Personen-,
Sach- und Vermögensschäden ist ausgeschlossen.

Satz: FROMM MediaDesign GmbH, Selters/Ts.
Gesamtkonzeption: Bassermann'sche Verlagsbuchhandlung,
D-65527 Niedernhausen/Ts.

817 2635 4453 6271

INHALT

VORWORT

Apfelessig ist nicht einfach nur ein Würzmittel – das war schon unseren Großeltern bekannt. Apfelessig kann zu vielfältigen Zwecken eingesetzt werden: Er hilft gegen körperliche Beschwerden, er trägt dazu bei, dass wir bis ins hohe Alter körperlich und geistig fit bleiben, er ist ein wunderbares Schönheitsmittel und wirkt aktiv bei der Gewichtsabnahme mit. Nicht zuletzt ist Apfelessig auch im Haushalt äußerst variabel einsetzbar.

Kein Wunder, dass Apfelessig (der häufig unter dem Namen Obstessig verkauft wird) in der letzten Zeit eine Renaissance erlebt, zumal er überall erhältlich und noch dazu sehr preisgünstig ist. Außerdem ist Apfelessig ein Naturprodukt – er enthält außer den wertvollen Inhaltsstoffen des Apfels und des Essigs keine weiteren Zusätze. Das macht ihn vor allem als Heil- und Schönheitsmittel so beliebt. Apfelessig ruft – im Gegensatz zu vielen in der Apotheke erhältlichen Arz-

neimitteln – in der Regel keine unerwünschten Wirkungen hervor, es besteht keine Gefahr der Überdosierung, außerdem wird Apfelessig sowohl von Kindern als auch von älteren Menschen und sogar von Schwangeren gut vertragen. Nur ganz selten kann es – wie übrigens bei allen anderen Lebensmitteln auch – zu allergischen Reaktionen nach der Anwendung von Apfelessig kommen. Dann sollte man ihn natürlich weglassen.

In diesem Buch finden Sie zahlreiche Tipps, zu welchen Zwecken Sie Apfelessig verwenden können, aufgeteilt nach Themen. So erfahren Sie im ersten Kapitel, welche körperlichen Beschwerden Apfelessig lindern kann, im zweiten Abschnitt erhalten Sie Ratschläge, wie Sie Apfelessig gezielt zur Körperpflege einsetzen. Das dritte Kapitel schließlich zeigt Ihnen, wie Sie mit Apfelessig körperlich und geistig fit bleiben. Im Anschluss daran finden Sie die besten Apfelessig-

Schlankheits-Tipps und last but not least erhalten Sie Ratschläge, was Apfelessig in Ihrem Haushalt alles bewirken kann. Wenn Sie einen Tipp zu einem ganz bestimmten Thema suchen, schlagen Sie am besten im Register am Ende des Buches nach. Dort finden Sie die einzelnen Themen alphabetisch aufgelistet, zu denen Sie in diesem Buch wertvolle Hinweise und Ratschläge erhalten.

Doch zunächst noch ein Tipp vorweg: Wenn Sie Apfelessig zu Gesundheits-, Fitness- oder Schönheitszwecken einsetzen wollen, sollten Sie einen qualitativ hochwertigen Essig auswählen. Sie erkennen ihn an seiner naturtrüben Farbe. Manchmal sind sogar noch Schwebstoffe im Essig zu finden. Das ist ebenfalls ein Zeichen von guter Qualität. Außerdem sollte der Essig aus ganzen Äpfeln hergestellt sein, die möglichst noch aus biologischem Anbau stammen.

Dann können Sie sicher sein, dass sich so wenig Schadstoffe wie nur möglich im Essig befinden. Einen qualitativ hochwertigen Essig erhalten Sie mittlerweile übrigens oft schon im Supermarkt, sonst können Sie Apfelessig auch im Reformhaus, oft sogar beim Biobauern kaufen.

Für Haushaltszwecke (zum Putzen oder Reinigen – nicht jedoch zum Kochen) sollten Sie allerdings einen klaren destillierten Apfelessig verwenden. Er ist preisgünstiger und für die Reinigung des Haushalts absolut ausreichend. Verwenden Sie naturtrüben Essig, kann es außerdem sein, dass er Flecken hinterlässt – und das ist ja schließlich nicht Sinn der Sache!

Natürlich vorbeugen und heilen mit Apfelessig

Apfelessig ist ein natürliches, vielseitig einsetzbares Heilmittel. Sie sollten Apfelessig jedoch stets nur bei leichteren Beschwerden anwenden, die Ihnen bekannt sind – und auch nur dann, wenn Sie keine allzu großen Schmerzen haben. Bei schwerwiegenderen Erkrankungen oder Beschwerden sollten Sie immer den Arzt zu Rate ziehen. Schließlich weiß man nie, ob es sich nicht um etwas Ernstes handelt – und ernsthafte Krankheiten können durch Apfelessig natürlich nicht geheilt werden, es handelt sich ja nur um ein alt bewährtes Hausmittel. Allerdings können Sie Ihren Arzt fragen, ob Sie zur Unterstützung des Heilungsprozesses zusätzlich Apfelessig einsetzen können. In der Regel wird er nichts dagegen haben.

Noch ein wichtiger Hinweis: Falls Sie – wider Erwarten – Apfelessig nicht vertragen sollten, lassen Sie ihn einfach weg. Sie wissen selbst am besten, was Ihnen bekommt.

Stärken Sie Ihre Abwehrkräfte!

Ein intaktes Immunsystem ist der beste Schutz vor Infektionen aller Art – bei starken Abwehrkräften haben Krankheitserreger kein leichtes Spiel. Sie werden von den Immunzellen oft bereits daran gehindert, in den Körper einzudringen, sodass sie keine Beschwerden hervorrufen können. Gelangen doch einmal Viren oder Bakterien in den Organismus, werden Sie sofort von den Immunzellen unschädlich gemacht.

Auch schwerwiegende Infektionen sind schneller überstanden, wenn das Immunsystem topfit ist. Dem Immunsystem gelingt es dann rascher, Antikörper gegen die jeweiligen Krankheitserreger herzustellen und sie zu vernichten.

Leider ist unser Immunsystem vielen negativen Einflüssen ausgesetzt, die die Abwehrkräfte schwächen. An erster Stelle ist hier der Stress zu nennen. Bei Belastungen schüttet der Körper bestimmte Stoffe aus, die zwar einerseits unsere Leistungsfähigkeit erhöhen, andererseits aber auch die Funktion des Immunsystems beeinträchtigen. In Stress-Situationen benötigt der Körper viel Energie und damit diese ihm auch in ausreichendem Maß zur Verfügung steht, wird die Funktion des Immunsystems sozusagen auf „Sparflamme" geschaltet – die Energie, die normalerweise die Immunzellen benötigen, wird zu einem Großteil für die Stressbewältigung benötigt. Anhaltende Belastungen („Dauerstress") schwächen das Immunsystem – der Körper wird anfälliger für Infektionen. Auch eine ungesunde, vitaminarme Ernährung sowie übermäßiger Alkoholkonsum und Rauchen beeinträchtigen die Funktion des Immunsystems ebenfalls. Wenn Sie unter starken Belastungen stehen, sollten Sie unbedingt Apfelessig anwenden, um Ihre Abwehrkräfte zu stärken. Apfelessig enthält zahlreiche Vitamine, die das Immunsystem bei seiner Arbeit unterstützen, durch die in ihm enthaltene Essigsäure besitzt er zudem eine nachhaltig desinfizierende, antibakterielle Wirkung. Jeden Morgen nach dem Aufstehen sollten Sie deshalb ein Mixgetränk aus Apfelessig, Honig und Wasser zu sich nehmen. Sie brauchen zur Zubereitung des Getränks:

2 Teelöffel Apfelessig
1 Teelöffel Honig
0,2 Liter Wasser

Verrühren Sie die Zutaten gründlich miteinander und nehmen Sie den Apfelessig-Power-Mix in kleinen Schlucken zu sich. Wenn Sie möchten, darf er auch gern ein wenig mehr Apfelessig enthalten. Sie werden sehen: Wenn Sie tagtäglich dieses Getränk zu sich nehmen, werden Krankheitserreger sich an Ihrem Immunsystem „die Zähne ausbeißen".

Tipp
Sie sollten in jedem Fall Ihr Leben ein wenig umstellen, wenn Sie regelmäßig Alkohol trinken, rauchen, sich ungesund ernähren und Dauerbelastungen ausgesetzt sind. Denn selbstverständlich kann auch Apfelessig nicht all diese negativen Einflüsse auf das Immunsystem ausgleichen.

Akne: Wenn die Pickel zu sprießen beginnen ...

In der Pubertät ist sie weit verbreitet: die Akne. Die meisten Jugendlichen haben mehr oder weniger stark unter Hautunreinheiten und Pickeln zu leiden. Für viele ist Akne eine wahre Tortur – deshalb sollte schnellstens etwas dagegen unternommen werden.

Akne entsteht infolge der Hormonumstellung in der Pubertät. Die Talgdrüsen in der Haut sondern mehr Fett ab als normal. Dieses Fett verklebt mit abgestorbenen Hautzellen und bildet Pfropfen, welche die Talgdrüsen verstopfen – die so genannten Mitesser oder Komedonen. Manchmal entzündet sich die Talgdrüse noch, dann entstehen eitrige Pickel.

Gegen Hautunreinheiten und leichte Akne können Sie Apfelessig einsetzen – er hilft, die Haut von den abgestorbenen Hautzellen zu reinigen, sodass es nicht zur Bildung von Mitessern kommt, er fördert die Durchblutung der Haut und hält den natürlichen Säureschutzmantel aufrecht, der die Haut vor dem Eindringen von Krankheitserregern bewahrt.

APFELESSIG-GESICHTSWASSER GEGEN AKNE

3 ungespritzte Zitronen
200 Milliliter Apfelessig
Wasser

Schälen Sie die Zitronen ab. Entfernen Sie sowohl Fruchtfleisch als auch die weiße Innenhaut von der Schale. Die Schale zerteilen Sie anschließend in kleine Stücke, die Sie in ein Glas mit Schraubverschluss füllen. Nun fügen Sie den Apfelessig hinzu. Verschließen Sie das Glas gut und stellen Sie es zwei Wochen lang an einen kalten Platz – am besten eignet sich der Kühlschrank dafür. Dann gießen Sie die Flüssigkeit durch ein Sieb (fangen Sie sie in jedem Fall auf), um die Zitronenschalen zu entfernen. Nun mischen Sie den Essig zu gleichen Teilen mit Wasser.

Verwenden Sie das Gesichtswasser einmal täglich zur porentiefen Reinigung der Haut. Am besten nehmen Sie es abends, nachdem Sie Ihr Gesicht gewaschen haben. Geben Sie etwas von dem Gesichtswasser auf einen Wattebausch und säubern Sie damit das Gesicht.

HEFE-APFELESSIG-MASKE GEGEN AKNE

15 Gramm Backhefe
lauwarmes Wasser
1 Teelöffel Apfelessig

Lösen Sie die Hefe in etwas lauwarmem Wasser auf, sodass ein etwas zähflüssiger Brei entsteht. Geben Sie den Apfelessig hinzu und rühren Sie ihn gut unter. Tragen Sie diese Hefe-Maske nun auf Ihr Gesicht auf und lassen Sie sie etwa 20 Minuten lang einwirken. Im Anschluss daran reinigen Sie Ihr Gesicht gründlich. Auch diese Maske reinigt die Haut von Fett und Hautzellen, sodass es nicht so leicht zur erneuten Bildung von Mitessern kommen kann.

Apfelessig-Wickel gegen Angst

Jeder von uns leidet dann und wann unter Alltagsängsten. Wenn Ihnen etwas allzu sehr auf den Magen geschlagen ist und Sie sich größere Sorgen machen, kann Ihnen ein Apfelessig-Wickel ein wenig Linderung verschaffen. Falls Sie jedoch unter richtig großen Ängsten oder Panikattacken leiden sollten, suchen Sie besser einen Arzt auf – denn solche übersteigerten Ängste lassen sich auch mit Apfelessig nicht überwinden.

EISKALTER APFELESSIG-WICKEL GEGEN DIE ANGST

1 großes Baumwolltuch
1 Liter kaltes Wasser
10 Eiswürfel
2 Esslöffel Apfelessig
1 großes Handtuch

Tauchen Sie das Baumwolltuch in das kalte Wasser, wringen Sie es anschließend gut aus. Legen Sie die Eiswürfel in die Mitte des Tuchs und übergießen Sie sie mit Apfelessig, dann klappen Sie das Tuch so um, dass die Eiswürfel nicht hinausgleiten können. Legen Sie sich das Tuch nun auf den nackten Bauch zwischen Brust und Bauchnabel – hier befindet sich der so genannte Solarplexus, das Sonnengeflecht. Bedecken Sie den Wickel mit dem trockenen Handtuch. Zunächst wird dieser eiskalte Wickel Sie wahrscheinlich erschau-

ern lassen, doch bald werden Sie merken, wie sich eine wohlige Wärme in Ihrem Bauch ausbreitet. Die Sorgen und Ängste werden gleichzeitig immer kleiner.
Den Wickel sollten Sie so lange auf dem Bauch liegen lassen, bis er erwärmt ist. Wenn Sie möchten, können Sie gleich noch einen zweiten Wickel „nachschieben" Schädlich sind diese Wickel keinesfalls.

WARMER OBERKÖRPER-APFELESSIG-WICKEL GEGEN DIE ANGST

1 Gummiunterlage oder eine Decke für das Bett
2 große Baumwolltücher
(z. B. Badetücher)
2 Liter heißes Wasser
0,1 Liter Apfelessig

Legen Sie die Gummiunterlage oder die Decke auf das Bett, auf das Sie sich zur Durchführung des Wickels legen werden. Tauchen Sie eines der beiden Baumwolltücher in das heiße Wasser, in das Sie zuvor den Apfelessig geben. Wringen Sie das Tuch gut aus und schlingen Sie sich den Wickel um den gesamten Oberkörper. Wenn Sie möchten, können Sie ihn mit Sicherheitsnadeln befestigen. Schlingen Sie nun das zweite Baumwolltuch um das feuchte Tuch und legen Sie sich hin. Schließen Sie die Augen und lassen Sie die Wärme auf sich einwirken. Merken Sie, wie Ihre Sorgen allmählich immer kleiner und kleiner werden?
Legen Sie den Wickel unbedingt ab, wenn er abgekühlt ist. Mehrmals hintereinander sollten Sie einen solchen Wickel besser nicht anwenden.

Appetitlosigkeit

Appetitlosigkeit ist nicht selten ein Zeichen von Vitaminmangel. Aber auch bei vielen Krankheiten haben die Betroffenen keinen Appetit. Wenn die Appetitlosigkeit länger als 14 Tage anhält und/oder Sie sehr viel Gewicht verlieren, sollten Sie unbedingt den Arzt aufsuchen, um der Ursache auf den Grund zu gehen.
Ansonsten können Sie problemlos Apfelessig anwenden, um die Appetitlosigkeit zu überwinden.

APFELESSIG-MIX-DRINK

3 Teelöffel Apfelessig
1 Teelöffel Honig
0,2 Liter Wasser

Mischen Sie alle Zutaten für den Apfelessig-Drink miteinander. Nehmen Sie dieses Getränk regelmäßig morgens vor dem Frühstück zu sich. Sie führen Ihrem Körper damit wichtige Vitamine zu und regen den Appetit an.

WARME APFELESSIG-MAGEN-KOMPRESSE

2 saubere Geschirrtücher aus Baumwolle
1 Liter heißes Wasser
4 Esslöffel Apfelessig

Tauchen Sie eines der Geschirrtücher in das heiße Wasser, dem Sie vorher den Apfelessig zugefügt haben. Wringen Sie das Tuch gut aus und falten Sie es ein- oder zweimal, sodass es nur die Magengegend bedeckt. Legen Sie es dann vorsichtig auf den Magen (prüfen Sie vorher die Temperatur) und bedecken Sie es von oben mit dem zweiten Tuch. Diese Kompresse regt den Appetit an – die Wärmezufuhr bedingt, dass der Magen besser durchblutet wird. Nehmen Sie die Kompresse ab, wenn sie abgekühlt ist. Einmal täglich können Sie diese Apfelessig-Anwendung ruhig durchführen.

Arteriosklerose – die Verkalkung und Verengung der Arterien

Von Arterienverkalkung oder Arteriosklerose haben Sie sicher schon etwas gehört. In kleinsten Verletzungen der Innenwände der Blutgefäße setzen sich unter anderem Fett- und Mineralstoffe (Kalk!) aus der Nahrung sowie körpereigene Zellen ab und bilden nach und nach wachsende Ablagerungen, die die Arterien allmählich verengen und verhärten. Das Blut kann nun nicht mehr ungehindert fließen, bestimmte Bereiche des Körpers werden schlechter mit Blut und damit mit Sauerstoff und Nährstoffen versorgt. In manchen Fällen bildet sich nun noch zusätzlich ein Blutgerinnsel und verstopft die Arterie. Verschließt sich durch ein

Blutgerinnsel ein Herzkranzgefäß, kommt es z. B. zum Herzinfarkt. Einen großen Beitrag zur Entstehung der Arteriosklerose leistet das so genannte LDL-Cholesterin, eine fettähnliche Substanz, die vor allem in fettreichen, tierischen Nahrungsmitteln enthalten ist. Ist zu viel LDL-Cholesterin im Blut, setzt es sich an den Innenwänden der Blutgefäße ab. Im Gegensatz dazu trägt ein weiterer fettähnlicher Stoff, das HDL-Cholesterin, dazu bei, das LDL-Cholesterin aus dem Blut abzubauen. Dieses HDL-Cholesterin, das vor allem in pflanzlichen Produkten vorkommt, beugt damit der Arteriosklerose vor. Sie können den Gehalt an HDL-Cholesterin in Ihrem Blut mit Hilfe von Apfelessig erhöhen.

APFELESSIG-DRINK GEGEN ARTERIOSKLEROSE

3 Teelöffel Apfelessig
0,2 Liter Wasser

Verrühren Sie Apfelessig und Wasser und nehmen Sie diesen Drink jeden Morgen zu sich. Der Apfelessig-Inhaltsstoff Pektin (ein Ballaststoff) sorgt dafür, dass sich die HDL-Cholesterin-Werte im Blut erhöhen. Dadurch geht gleichzeitig die Konzentration an LDL-Cholesterin im Blut zurück. Außerdem fördert Pektin den Blutfluss. Die Folge: Die Sauerstoff- und Nährstoffversorgung der Zellen verbessert sich.

Arthritis – die schmerzhafte Gelenkentzündung

Bei einer Arthritis handelt es sich um eine Gelenkentzündung. Diese kommt vor allem bei rheumatischen Erkrankungen vor, kann aber auch andere Ursachen haben. Die im betroffenen Gelenk ablaufenden entzündlichen Prozesse sind äußerst schmerzhaft. Den Kranken fällt es oft sehr schwer, die von Arthritis betroffenen Gelenke zu bewegen, die meisten nehmen ab einem bestimmten Zeitpunkt Schonhaltungen ein. Selbstverständlich sollten Sie beim Verdacht auf Arthritis unbedingt den Arzt aufsuchen, die Schmerzen können Sie jedoch auch durch Apfelessig-Anwendungen lindern.

QUARK-APFELESSIG-WICKEL FÜR GELENKE, DIE VON ARTHRITIS BETROFFEN SIND

1 Becher Quark
2 Teelöffel Apfelessig
2 Baumwolltücher

Nehmen Sie den Quark eine Stunde vor der Anwendung aus dem Kühlschrank und vermischen Sie ihn mit Apfelessig. Geben Sie – je nach Größe des betroffenen Gelenks – einen Teil des Quarks oder den gesamten Quark nun in das Baumwolltuch. Wenn Sie nun das Tuch mit dem Apfelessig-Quark um das Gelenk wickeln, muss das Gelenk mit Quark gut bedeckt sein. Wickeln Sie anschließend ein zweites Tuch um das erste, damit der Quark nicht herauslaufen kann. Diesen Wickel lassen Sie nun 15–20 Minuten lang einwirken. Dann nehmen Sie ihn wieder ab.

Tipp
Natürlich können Sie für diesen Wickel einen preisgünstigen Quark verwenden, Sie müssen nicht auf teure Sorten zurückgreifen.

KALTE APFELESSIG-GELENKPACKUNG

2 Baumwolltücher
0,5 Liter Wasser
3 Esslöffel Apfelessig

Tränken Sie eines der Baumwolltücher in einer Mischung aus Apfelessig und Wasser und legen Sie dieses Tuch – am besten in eine Plastiktüte verpackt – ins Eisfach Ihres Kühlschranks. Lassen Sie es gut abkühlen und nehmen Sie es erst dann heraus. Legen Sie sich das kalte Tuch auf das schmerzende Gelenk und binden Sie ein weiteres trockenes Tuch darum. Lassen Sie die Packung so lange einwirken, bis sie erwärmt ist. Die Kälteanwendung mit Apfelessig lindert vor allem akute Schmerzen.

KALTE APFELESSIG-GÜSSE

1 Liter kaltes Wasser
0,1 Liter gekühlter Apfelessig

Mischen Sie das Wasser und den Apfelessig und übergießen Sie das schmerzende Gelenk mit diesem kalten Apfelessig-Wasser. Am besten führen Sie diese Anwendung in der Dusche, der Badewanne oder – falls die Arm- oder Handgelenke betroffen sind – über dem Waschbecken durch. Diese Güsse lindern die Gelenkschmerzen und können mehrmals täglich durchgeführt werden.

APFELESSIG-MASSAGE FÜR DIE GELENKE

reiner Apfelessig

Diese Apfelessig-Massage eignet sich nur für Gelenke, die nicht mehr schmerzen. Sie trägt dazu bei, dass die Gelenkregion besser durchblutet wird und fördert die Beweglichkeit des von Arthritis betroffenen Gelenks.
Gießen Sie ein wenig Apfelessig in Ihre Handfläche und massieren sie die Haut um das Gelenk sehr vorsichtig mit langsamen, kreisenden Bewegungen. Die Massage darf Ihnen keine Schmerzen bereiten – Sie dürfen auch nicht zu fest massieren. Maximal fünf Minuten sollten Sie das Gelenk so behandeln. Tut die Massage gut, können Sie sie mehrmals wiederholen.

Arthrose – Abnutzung der Gelenke

Unter Arthrose, der schmerzhaften Abnutzung des Gelenkknorpels, leiden sehr viele Menschen, insbesondere im fortgeschrittenen Alter. Die Arthrose wirksam aufhalten kann man auch mit medizinischen Mitteln leider nicht, aber Sie können durchaus etwas gegen die starken Schmerzen tun, die bei Arthrose im Gelenk auftreten.

HEISSE APFELESSIG-PACKUNGEN

2 Baumwolltücher
1 Liter heißes Wasser
0,1 Liter Apfelessig

Tauchen Sie eines der Baumwolltücher in das mit Apfelessig vermengte heiße Wasser und wringen Sie es gut aus. Legen Sie nun die heiße Apfelessig-Packung auf das schmerzende Gelenk – allerdings nur, wenn im Gelenk keine Entzündung vorliegt! Wickeln Sie das zweite Baumwolltuch um das feuchte Tuch. Lassen Sie nun die Packung so lange einwirken, bis sie

abgekühlt ist. Die warme Apfelessig-Packung trägt dazu bei, die
Gelenkdurchblutung zu verbes-
sern, sodass das Gelenk – und vor
allem auch der Knorpel – besser
mit Sauerstoff und Nährstoffen
versorgt wird.

APFELESSIG-KARTOFFEL-WICKEL

**2–3 große Kartoffeln (je nach Größe
des Gelenks)**
2 Baumwolltücher
3 Esslöffel Apfelessig

Kochen Sie die Kartoffeln in der
Schale, bis sie weich sind. Nehmen
Sie die Kartoffeln aus dem Wasser
und legen Sie sie in die Mitte des
einen Baumwolltuchs. Zerquetschen Sie sie mit einer Gabel oder
einem anderen Gegenstand.
Gießen Sie nun den Apfelessig darauf und wickeln Sie die zerdrück-
ten Apfelessig-Kartoffeln in dem
Tuch ein. Legen Sie sich diesen
warmen Wickel auf das von
Arthrose betroffene Gelenk – allerdings nur, wenn es nicht entzündet
ist! Befestigen Sie den Wickel mit
dem zweiten Baumwolltuch und

lassen Sie ihn so lange einwirken,
bis er abgekühlt ist. Auch dieser
Wickel fördert die Durchblutung
und damit die Sauerstoff- und
Nährstoffversorgung des Gelenkknorpels.

Wenn das Atmen schwer fällt

Atembeschwerden können eine
Vielzahl von Ursachen haben: So
kann beispielsweise Aufregung zu
Atemproblemen führen, aber
selbstverständlich kann sich auch
eine schwerwiegende Erkrankung,
z. B. Asthma bronchiale, hinter
den Atembeschwerden verbergen –
vor allem dann, wenn es zu Anfäl-
len von Atemnot kommt. In jedem
Fall sollten Sie sich ärztlich untersuchen lassen, wenn Sie Schwierig-
keiten mit dem Atmen haben. Zusätzlich können Sie, auch bei Asthma, Apfelessig anwenden.

APFELESSIG-BRUSTWICKEL

2 Baumwolltücher
1 Liter warmes Wasser
0,2 Liter Apfelessig

Tränken Sie das Tuch in einer Mischung aus Apfelessig und warmem Wasser und wringen Sie es gründlich aus. Legen Sie das feuchte Tuch auf die Brust und bedecken Sie es mit einem trockenen Tuch. Decken Sie sich außerdem gut mit einer Decke zu. Wenn der Brustwickel abgekühlt ist, entfernen Sie ihn bitte sofort. Der warme Apfelessig-Wickel sorgt dafür, dass sich die Bronchien entkrampfen und das Atmen leichter fällt.

APFELESSIG-DAMPFBAD

1 Liter heißes Wasser
0,1 Liter Apfelessig
1 Handtuch

Geben Sie das Wasser in einen Topf oder eine Schüssel und gießen Sie den Apfelessig hinzu. Nun halten Sie Ihren Kopf über die Schüssel und bedecken ihn mit dem Handtuch. Atmen Sie die heißen Dämpfe gut ein. Sie werden sehen: Im Anschluss daran können Sie besser durchatmen. Außerdem wirkt der Apfelessig desinfizierend und antibakteriell – er sorgt dafür, dass Krankheits-erreger, die in die oberen Atemwege gelangt sind, unschädlich gemacht werden. Schließlich kann eine Infektion mit Viren oder Bakterien Atembeschwerden noch verstärken.

Wenn häufiges Aufstoßen quält ...

... sollten Sie einerseits ein wenig langsamer essen, sodass Sie nicht zu viel Luft hinunter schlucken, andererseits können Sie auch mit Apfelessig das Aufstoßen lindern. Sorgen machen müssen Sie sich allerdings nicht, selbst wenn Sie häufig aufstoßen – krankhaft ist es nämlich nicht.

APFELESSIG-DRINK

3 Teelöffel Apfelessig
0,2 Liter Wasser

Mischen Sie Wasser und Apfelessig miteinander und nehmen Sie dieses Getränk vor dem Essen langsam in kleinen Schlucken zu sich. Das Aufstoßen wird in der Regel bereits dadurch gestoppt.

Hilfe für ein blaues Auge

Wer ein blaues Auge hat, wird rasch zum Gespött der Leute, selbst wenn das blaue Auge nicht durch eine Prügelei, sondern durch einen Unfall verursacht wurde. Durch einen Schlag oder Stoß werden oft kleinste Blutgefäße verletzt, sodass Blut sich im Gewebe ansammelt und das Auge langsam blau zu werden beginnt. Solange das Auge nicht verletzt ist, brauchen Sie sich jedoch keine Sorgen zu machen. Das blaue Auge klingt bald ab. Nach einem Stoß aufs Auge sollten Sie aber auf jeden Fall eine Apfelessig-Kompresse auflegen. Sie sorgt dafür, dass das blaue Auge nicht so stark zu sehen ist.

APFELESSIG-KOMPRESSE

1 Mullkompresse
0,5 Liter kaltes Wasser
2 Esslöffel Apfelessig

Tränken Sie die Mullkompresse in einer Mischung aus Wasser und Apfelessig. Legen Sie die Kompresse für kurze Zeit in einer Plastiktüte in das Eisfach Ihres Kühlschranks. Nehmen Sie die leicht angefrorene Kompresse wieder heraus und legen Sie sie sich auf das geschlossene Auge. Die Flüssigkeit sollte nicht ins Auge gelangen. Wenn die Kompresse erwärmt ist, die Prozedur wiederholen.

Wenn sich eine Beule am Kopf bilden will ...

Vor allem Kinder stoßen sich häufig am Kopf oder sie fallen so ungünstig, dass sie auf dem Kopf landen – und im Nu ist eine schmerzhafte Beule da. Trösten Sie Ihr Kind beim nächsten Mal einfach mit einer Apfelessig-Anwendung, die nicht nur verhindert, dass es zu einer starken Schwellung kommt, sondern die auch die Schmerzen lindert.

KALTE APFELESSIG-KOMPRESSE

1 Baumwolltuch
1 Liter kaltes Wasser
0,1 Liter Apfelessig
4 Eiswürfel

Tauchen Sie das Baumwolltuch in ein Gemisch aus Wasser und Apfelessig und wringen es aus. Legen Sie dann die Eiswürfel in die Mitte des Tuchs und falten Sie das Tuch, sodass die Eiswürfel nicht herausrutschen können. Legen oder drücken Sie diese kalte Kompresse nun auf die Stelle des Kopfes, wo sich Ihr Kind gestoßen hat. Lassen Sie die Kompresse etwa zehn Minuten einwirken – länger wird Ihr Kind sicher auch nicht bereit sein, still zu halten.

Gegen lästige Blähungen vorgehen

Im Allgemeinen muss man mit Blähungen nicht unbedingt den Arzt aufsuchen – wenn Sie jedoch oft oder unter sehr schmerzhaften Blähungen leiden, sollen Sie die Ursache vom Arzt ergründen lassen. Im Regelfall ist jedoch meistens die Ernährung an den Blähungen schuld: Hülsenfrüchte oder Zwiebeln oder aber zu große Mahlzeiten rufen häufig Blähungen hervor. Der Grund: Manche Nahrungsbestandteile können im Dünndarm nicht aufgespalten werden. Sie gelangen in den Dickdarm, der von (harmlosen) Bakterien besiedelt ist. Diese Bakterien machen sich über die unverdauten Nahrungsreste her, wobei Gase entstehen, die als (leider oft unangenehm riechende) Blähungen abgehen.

Apfelessig kann Ihnen auch bei Blähungen gute Dienste erweisen: Erstens beschleunigt sein Inhaltsstoff Pektin die Darmpassage, das heißt, der Nahrungsbrei wird rascher ausgeschieden. Die im Darm lebenden Bakterien können sich nicht mehr so leicht über die unverdauten Nahrungsreste hermachen. Zweitens wirkt er desinfizierend und geht gegen die Darmbakterien vor und drittens regt er die Speichelbildung und damit die Aufspaltung der Nahrung in Nährstoffe an.

APFELESSIG-DRINK GEGEN BLÄHUNGEN

2 Teelöffel Apfelessig
0,2 Liter Wasser

Nehmen Sie vor jeder Mahlzeit in kleinen Schlucken den Apfelessig-

Drink zu sich. Sie werden sehen, dass Sie dann weniger unter Blähungen zu leiden haben.

APFELESSIG-SITZBAD

warmes Wasser
0,3 Liter Apfelessig

Füllen Sie die Badewanne zur Hälfte mit warmem Wasser (ca. 36 °C warm) und geben Sie den Apfelessig hinzu. Setzen Sie sich nun in die Wanne, sodass der Unterleib mit Wasser bedeckt ist. Bleiben Sie etwa 10 Minuten in der Wanne, trocknen Sie sich im Anschluss gründlich ab und halten Sie den Unterleib warm. Ein solches Apfelessig-Sitzbad hilft vor allem, wenn bereits schmerzhafte Blähungen bestehen.

APFELESSIG MIT KÜMMEL

Kümmelpräparat aus der Apotheke
1 Esslöffel Apfelessig

Mischen Sie einige Tropfen des Kümmelpräparats (nach Anweisung) mit dem Apfelessig und neh-men Sie diese Mischung vor dem Essen ein. Dadurch werden Blähungen wirkungsvoll verhindert.

Apfelessig bei Blasenentzündungen

Bei einer Blasenentzündung (erkennbar durch Brennen beim Wasserlassen und Schmerzen im Bauchbereich) sollten Sie stets den Arzt aufsuchen. Denn sonst kann es passieren, dass die Bakterien, die die Blasenentzündung hervorgerufen haben, über die Harnleiter in die Niere aufsteigen und dort eine Nierenbecken- oder gar eine Nierenentzündung hervorrufen und die Niere anhaltend schädigen. Sie können den Heilungsprozess aber durch Apfelessig unterstützen. Schließlich wirkt Apfelessig antibakteriell und trägt dazu bei, die Bakterien abzutöten.

APFELESSIG-MIX-DRINK GEGEN BLASENENTZÜNDUNG

3 Teelöffel Apfelessig
0,2 Liter lauwarmes Wasser

Mischen Sie den Apfelessig und das Wasser und nehmen Sie dieses Getränk drei- bis viermal täglich zu sich. Wenn Sie viel Flüssigkeit zu sich nehmen, werden die Bakterien leichter aus der Blase gespült. Durch den Apfelessig wird der Urin zusätzlich angesäuert, was den Bakterien überhaupt nicht gefällt, denn in einem allzu sauren Milieu können sie nicht leben.

EIN SPEZIALESSIG GEGEN BLASENENTZÜNDUNG: BRENNNESSELESSIG

1/2 Tasse Brennnesselkraut aus der Apotheke
0,5 Liter Apfelessig

Falls Sie häufiger unter Blasenentzündungen leiden, stellen Sie doch einfach Ihren eigenen Brennnesselessig her. Die Brennnessel wirkt harntreibend, sodass die Bakterien ausgeschieden werden, der Apfelessig tötet die Bakterien ab. Einen gewissen Vorrat an Brennnesselessig sollten Sie daher immer im Haus haben.

Geben Sie das Brennnesselkraut in ein Glas mit Schraubverschluss, übergießen Sie das Kraut mit dem Apfelessig und schütteln Sie die Mischung gut durch. Dann stellen Sie die Mischung für fünf Wochen in den kühlen und dunklen Keller oder an einen anderen dunklen, kühlen Ort. Anschließend seihen Sie das Kraut durch ein Sieb ab und füllen den Brennnesselessig in dunkle Flaschen um.

Bei einer Blasenentzündung trinken Sie täglich drei bis vier Gläschen Wasser (0,2 Liter), die jeweils zwei Teelöffel Brennnesselessig enthalten.

APFELESSIG-ERWÄRMUNGSBAD

0,3 Liter Apfelessig

Lassen Sie zwischen 34 und 35 °C warmes Wasser in die Badewanne laufen, geben Sie den Apfelessig hinzu und setzen Sie sich hinein. Nach drei Minuten lassen Sie heißes Wasser dazulaufen, bis die Badetemperatur etwa 38 °C erreicht. Dann warten Sie wieder drei Minuten und geben erneut heißes Wasser hinzu. Die Wassertemperatur soll bei etwa 40 °C liegen. Bleiben Sie noch etwa fünf Minuten in der Wanne, trocknen Sie sich anschließend gründlich ab, ziehen Sie sich etwas Warmes an und legen Sie sich darauf ins warme Bett.

Bei diesem Apfelessig-Erwärmungsbad geht es unter anderem darum, durch die erhöhte Temperatur die Bakterien abzutöten. Falls Sie jedoch Kreislauf- oder Herzprobleme haben ist dieses Erwärmungsbad für Sie nicht geeignet, denn der Kreislauf wird dadurch stark belastet.

HEILERDE-APFELESSIG-WICKEL

Heilerde aus der Apotheke
1 Esslöffel Apfelessig
etwas kaltes Wasser
1 Baumwolltuch
(z. B. ein Küchenhandtuch)
1 Handtuch

Rühren Sie die Heilerde mit etwas kaltem Wasser und Apfelessig an – die Mischung darf breiig, aber nicht zu flüssig sein. Geben Sie die Heilerde nun auf das Baumwolltuch und verteilen Sie sie so darauf, dass sie Ihren Unterleib bedeckt. Nun halten Sie das Tuch noch mit der sauberen Unterseite über heißen Wasserdampf, damit sich der Wickel erwärmt. Legen Sie nun den Wickel mit der Heilerdeseite zum Bauch gerichtet auf den Unterleib und bedecken Sie ihn mit einem Handtuch. Decken Sie Ihren Körper nun noch ganz zu, damit Sie nicht frieren. Lassen Sie den Wickel etwa 45 Minuten auf dem Unterleib liegen. Er lindert die Beschwerden bei einer Blasenentzündung.

Hoher Blutdruck – die Volkskrankheit

Unter Bluthochdruck leiden sehr viele Menschen, die meisten wissen es jedoch gar nicht. Hin und wieder sollte sich daher jeder den Blutdruck vom Arzt oder in der Apotheke messen lassen, um sicher zu stellen, dass sein Blutdruck in Ordnung ist. Denn mit hohem Blutdruck ist nicht zu spaßen. Er ruft Verletzungen in den Arterien hervor, in denen sich Fett- und Mineralstoffe ablagern, was schließlich zur Arteriosklerose, der

Verengung und Verhärtung der Arterien (siehe Seite 16–17) führt und das Risiko für Herz-Kreislauferkrankungen erhöht. Nicht zuletzt werden die Nieren von hohem Blutdruck in Mitleidenschaft gezogen und können Schäden davontragen. Apfelessig kann dazu beitragen, dass es erst gar nicht zu hohem Blutdruck kommt, denn seine wertvollen Inhaltsstoffe (vor allem Kalium) tragen dazu bei, den Blutdruck zu stabilisieren. Auch bei bereits bestehendem hohen Blutdruck wirkt sich Apfelessig noch günstig aus. In manchen Fällen sinkt der Blutdruck nach kurmäßiger Anwendung von Apfelessig.

APFELESSIG-DRINK

2 Teelöffel Apfelessig
1 Teelöffel Honig
0,2 Liter Wasser

Mischen Sie die Zutaten für den Apfelessig-Drink gründlich miteinander und nehmen Sie dieses Getränk jeden Morgen nach dem Aufstehen zu sich. Sie müssen den Apfelessig-Drink schon regelmäßig trinken, denn sonst zeigt sich keine Wirkung auf den Blutdruck.

Tipp
Auch andere Lebensgewohnheiten, die den Bluthochdruck fördern (z. B. Rauchen, übermäßiger Alkoholkonsum, fettreiche Ernährung) sollten Sie ändern, denn sonst kann das Hausmittel Apfelessig nicht wirken.

Wenn das Blut in die Gewebe schießt: der Bluterguss

Durch Stöße, Stürze oder harte Schläge entsteht er: der Bluterguss. Es werden kleinste Blutgefäße verletzt und das Blut ergießt sich ins Gewebe. Meistens geht der Bluterguss noch mit einer Schwellung einher. Da ein Bluterguss sehr schmerzhaft sein kann (auch Tage später noch), sollten Sie möglichst rasch etwas unternehmen, damit er sich nicht zu stark ausdehnt und das Gewebe nicht zu stark anschwillt.

Nehmen Sie doch einfach Apfelessig, wenn die Gefahr eines Blutergusses besteht:

APFELESSIG-EIS-PACKUNG

1 Liter kaltes Wasser
0,1 Liter Apfelessig
1 Baumwolltuch
2 Eiswürfel

Mischen Sie das Wasser mit dem Apfelessig und tauchen Sie das Tuch hinein. Wickeln Sie nun die beiden Eiswürfel in das Tuch ein und legen Sie die Apfelessig-Eis-Packung sofort auf die verletzte Körperstelle. Lassen Sie sie dann mindestens eine Viertelstunde lang einwirken. Dadurch geht die Schwellung zurück und der Bluterguss kann sich nicht allzu sehr ausbreiten.

APFELESSIG-WÄRME-PACKUNG

0,5 Liter warmes Wasser
3 Esslöffel Apfelessig
1 Baumwolltuch

Diese Apfelessig-Wärme-Packung eignet sich nicht zur Behandlung eines frischen Blutergusses. Sie dürfen Sie erst am Tag nach dem Schlag auf das Gewebe anwenden.

Mischen Sie das Wasser und den Apfelessig, tauchen Sie das Tuch hinein, wringen Sie es aus und legen Sie die Packung auf den Bluterguss. Belassen Sie sie dort, bis sie abgekühlt ist. Diese Packung bewirkt, dass der Bluterguss rascher zurückgeht.

KARTOFFEL-APFELESSIG-AUFLAGE

1 rohe Kartoffel
1 bis 2 Teelöffel Apfelessig
1 Baumwolltuch

Mit dieser Auflage können Sie bereits den frischen Bluterguss behandeln. Sie sorgt dafür, dass die Schwellung und der Bluterguss rasch zurückgehen.
Schälen Sie die Kartoffel und reiben Sie sie anschließend klein. Vermischen Sie die geriebene Kartoffel mit dem Apfelessig, sodass eine breiige Masse entsteht. Geben Sie die Mischung auf das Baumwolltuch und legen Sie sie mit der „Kartoffelseite" nach unten auf den Bluterguss. Lassen Sie die Auflage etwa 20 Minuten lang einwirken.

Hilfe, eine Brandwunde!

Leichte Verbrennungen sind im Haushalt nicht selten. Man kann sie sich unter anderem beim Kochen oder beim Abgießen von heißem Wasser zuziehen. Da auch kleine Brandwunden sehr schmerzhaft sind, sollte man schleunigst etwas dagegen unternehmen: mit Apfelessig, den Sie ja sicher griffbereit stehen haben!

Eines aber noch kurz vorweg: Die folgenden Anwendungen eignen sich wirklich nur für leichte Brandwunden. Sind größere Hautbereiche betroffen oder ist die Haut gar so stark verbrannt, dass sie dunkle Stellen aufweist, muss sofort der Arzt aufgesucht bzw. der Notarzt gerufen werden! Kommen Sie bitte nicht auf die Idee, Mehl, Puder, Butter oder Ähnliches auf die Brandwunde zu geben – das erschwert den Ärzten nur die Arbeit und außerdem ist es für den Verletzten nicht sehr hilfreich. Entfernen Sie auch verbrannte Kleidung nicht! Das Einzige, was Sie tun können, ist, unbedeckte verbrannte Körperstellen mit kaltem Wasser zu übergießen und dem Verletzten etwas zu trinken einzuflößen.

Bei leichten Brandwunden, die Hände, Arme oder Füße betreffen, tauchen Sie den Körperteil in gekühlten Apfelessig. Das lindert die Beschwerden rasch. Diese Anwendung eignet sich jedoch nur für die Hände, die Arme und die Füße. Sind andere Körperteile betroffen, greifen Sie besser auf folgendes Hausmittel zurück:

KALTER APFELESSIG-WICKEL

0,2 Liter Apfelessig
0,2 Liter kaltes Wasser
1 Baumwolltuch oder
1 Mullkompresse

Mischen Sie das Wasser und den Apfelessig, tauchen Sie das Tuch bzw. die Kompresse hinein und legen Sie das Tuch auf die Brandwunde. Immer, wenn es sich erwärmt hat, tauchen Sie es wieder in das kalte Apfelessig-Wasser. Der Apfelessig sorgt mit seiner desinfizierenden Wirkung dafür, dass die Wunde frei von Bakterien bleibt. Außerdem lindert die Kälte die Schmerzen.

Gegen die Bronchitis vorgehen

Unter einer Bronchitis versteht man eine Entzündung der Bronchien, der Verästelungen der Luftröhre. Meistens tritt sie im Rahmen einer Erkältung auf. Die Schleimhäute der Bronchien sondern bei einer Bronchitis größere Mengen Schleim ab, der die Atemwege verstopft. Gleichzeitig löst dieser Schleim auch einen lästigen Hustenreiz aus. Durch den Husten wird das Sekret ausgeworfen. Mit einer Bronchitis geht daher häufig starker Husten einher. Ist der Schleim gelblich, sollte unbedingt der Arzt aufgesucht werden, denn dann muss die Bronchitis mit einem Antibiotikum behandelt werden. Gegen die Beschwerden können Sie zudem mit Apfelessig vorgehen.

KNOBLAUCH-APFELESSIG-MISCHUNG ZUM EINNEHMEN

1 bis 2 Zehen Knoblauch
1 Teelöffel Apfelessig
1 Teelöffel Honig

Schälen Sie die Knoblauchzehen und zerhacken Sie sie ganz fein. Mischen Sie sie mit dem Apfelessig und dem Honig. Die Hälfte der Mischung nehmen Sie mittags, die andere Hälfte abends zu sich. Diese Mischung hilft dabei, den Schleim aus den Bronchien zu lösen. Falls Sie eine Abneigung gegen Knoblauch haben oder den Geruch scheuen, eignet sich auch folgendes Rezept:

MEERRETTICH-APFELESSIG-MISCHUNG

1 kleines Stück frischer Meerrettich (ca. 1 Zentimeter)
1 Teelöffel Apfelessig
2 Teelöffel Apfelmus

Säubern Sie ein kleines Stück Meerrettich und reiben Sie ihn klein. Vermischen Sie den Meerrettich mit dem Apfelessig und dem Apfelmus und nehmen Sie davon dreimal am Tag einen Teelöffel zu sich. Auch diese Mischung löst den Schleim aus den Bronchien.

ZWIEBEL-APFELESSIG-WICKEL

3 mittelgroße Zwiebeln
1 großes Stück Küchenpapier
2 Teelöffel Apfelessig
1 Baumwolltuch

Schälen und zerhacken Sie die Zwiebeln möglichst fein. Erhitzen Sie sie in einem Topf kurz, ohne dass Sie jedoch Fett hinzugeben. Legen Sie die warmen Zwiebeln auf das Küchenpapier übergießen Sie sie mit Apfelessig und wickeln Sie sie im Küchenpapier ein. Nun schlingen Sie das Baumwolltuch um das Papier und legen es auf Ihren Brustkorb. Lassen Sie den Wickel dort etwa 30 Minuten lang ruhen. Die Zwiebeln und der Apfelessig tragen dazu bei, die Bronchien vom Schleim zu befreien.

Schmerzende, eingerissene Brustwarzen

Vor allem Mütter, die damit beginnen, ihr Neugeborenes zu stillen, klagen häufig über eingerissene Brustwarzen. Apfelessig fördert die Durchblutung der Haut und sorgt dafür, dass die Wunden schneller heilen. Zusammen mit Karotten, die die Schmerzen lindern, bildet der Apfelessig bei eingerissenen Brustwarzen ein unschlagbares Team.

KAROTTEN-APFELESSIG-WICKEL

2 Karotten
1 Teelöffel Apfelessig
2 sterile Mullkompressen
2 Baumwolltücher

Säubern Sie die Karotten gründlich und reiben Sie sie mit der Reibe oder der Küchenmaschine fein. Platzieren Sie den Karottenbrei je zur Hälfte auf den Kompressen und geben Sie jeweils einen halben Teelöffel Apfelessig hinzu. Wickeln Sie die Karotten nun ein und legen Sie die Wickel auf die eingerissenen Brustwarzen. Bedecken Sie die Wickel nun mit den sauberen Baumwolltüchern und lassen Sie sie etwa 40 Minuten lang einwirken.
Hinweis: Die Mullkompressen müssen auf der zur Brust zeigenden Seite möglichst steril bleiben.

Drei-Monats-Koliken: Babys größte Plage

In den ersten drei Lebensmonaten leiden Babys oft unter quälenden Darmkoliken, auch Drei-Monats-Koliken genannt. Nicht nur für das Baby sind sie eine Qual, auch für die Eltern, denn das Kind will und will nicht aufhören zu schreien. Kein Wunder – sind die durch Blähungen hervorgerufenen Schmerzen doch oft recht stark. Eltern können ihrem Baby durch Apfelessig jedoch Linderung verschaffen.

WARME APFELESSIG-BAUCHWICKEL

0,5 Liter warmes Wasser
2 Teelöffel Apfelessig
2 Baumwolltücher

Mischen Sie das Wasser mit dem Apfelessig und tränken Sie eines der Tücher in der Flüssigkeit. Wringen Sie es gut aus, testen Sie, ob das Tuch nicht zu heiß ist, und erst dann legen Sie den Wickel auf Babys Bäuchlein. Bedecken Sie ihn mit einem weiteren, trockenen Tuch und decken Sie das Kind gut zu. Die Wärme und die wohltuende Wirkung des Apfelessigs sorgen dafür, dass die schmerzenden Koliken etwas abklingen. Wenn der Wickel abgekühlt ist, muss er sofort entfernt und das Baby gut abgetrocknet werden.

Tipp

Wenn Sie Ihr Kind stillen, sollten Sie darauf verzichten, blähende Speisen (z. B. Zwiebeln, Kohl) zu sich zu nehmen. Über die Muttermilch gehen nämlich Inhaltsstoffe dieser Speisen auf das Kind über, die die Blähungen hervorrufen können. Füttern Sie Ihr Kind mit Flaschennahrung, achten Sie darauf, dass sich keine Bläschen in der Flasche bilden. Verwenden Sie sonst in der Apotheke erhältlichen Entschäumer, denn die Luft in der Flasche kann auch zu den Blähungen beitragen.

Durchblutungsstörungen

Durchblutungsstörungen der Gliedmaßen sind oft daran zu erkennen, dass die Füße oder die Hände ständig kalt sind. Meistens sind arteriosklerotische Veränderungen der Blutgefäße (Verengung und Verhärtung der Blutgefäße) schuld an den Durchblutungsstörungen. Vor allem bei jungen Frauen verengen sich die Gefäße zwischendurch ohne weitere Ursache. Bei starken Durchblutungsstörungen muss der Arzt aufgesucht werden, denn sonst können die betroffenen Gliedmaßen absterben. Ansonsten können Sie auch Apfelessig verwenden, um die Durchblutungsstörungen in den Griff zu bekommen, denn Apfelessig hat eine die Durchblutung steigernde Wirkung. In jedem Fall sollten Sie jedoch mit dem Rauchen aufhören, wenn Sie unter Durchblutungsstörungen leiden, denn Rauchen verengt die Gefäße.

APFELESSIG-BÜRSTENMASSAGE

2 Liter lauwarmes Wasser
0, 4 Liter Apfelessig

Stellen Sie sich zur Durchführung der Bürstenmassage am besten in die Dusche oder in die Badewanne, denn es handelt sich hierbei um eine feuchte Angelegenheit. Mischen Sie den Apfelessig mit dem Wasser und tauchen Sie die Bürste hinein.

Beginnen Sie mit der Massage bei den Füßen: Streichen Sie die Bürste immer in Richtung des Herzens über die Haut, sodass das Apfelessig-Wasser einwirken kann.

Die Gelenke werden mit leichten kreisenden Bewegungen massiert. Von den Waden gehen Sie zu den Oberschenkeln über. Anschließend massieren Sie Bauch und Po mit kreisenden Bewegungen, auch den Rücken behandeln Sie so.

Am Schluss sind die Arme an der Reihe: Von den Händen streichen Sie mit der Bürste aufwärts zu den Schultern. Tauchen Sie die Bürste zwischendurch immer wieder einmal in das Apfelessig-Wasser.

Wenn Sie fertig sind, lassen Sie das Apfelessig-Wasser noch einige Minuten in Ihre Haut einziehen, bevor Sie sich schließlich abtrocknen. Das steigert die Durchblutung zusätzlich.

APFELESSIG-HEUBLUMEN-BAD

**500 Gramm Heublumen (erhältlich
in der Apotheke)
5 Liter kaltes Wasser
0,4 Liter Apfelessig**

Übergießen Sie die Heublumen
mit dem kaltem Wasser und lassen
Sie das Ganze über Nacht durchziehen. Geben Sie die Mischung
am nächsten Tag in einen Topf
und lassen Sie sie aufkochen. Im
Anschluss daran muss der Heublu-
menaufguss noch einmal zehn Minuten lang ziehen, dann seihen Sie
die Heublumen durch ein Sieb ab
– am besten bereits über der Badewanne, damit der Sud gleich in die
Wanne laufen kann. Geben Sie
den Apfelessig hinzu und lassen Sie
die Wanne mit 37–38 °C warmem
Wasser voll laufen. Legen Sie sich
für 10 bis 15 Minuten in die Wanne. Heublumen und Apfelessig
sorgen dafür, dass der ganze Körper besser durchblutet wird und
kalte Hände oder Füße bald der
Vergangenheit angehören. Dieses
Bad zweimal in der Woche durchführen. Sie können auch ein warmes Heublumensäckchen auf die
betroffenen Körperteile legen.

Durchfall: meistens harmlos, aber lästig

Unter Durchfall haben die meisten
von uns schon einmal, wahrscheinlich eher mehrmals gelitten. In der
Regel wird Durchfall durch eine
Infektion mit Krankheitserregern
hervorgerufen und ist nach spätestens zwei Tagen wieder vorbei.
Manchmal sind es jedoch auch see-
lische Belastungen, die buchstäb-
lich „auf den Magen schlagen"
und Durchfall auslösen.
Klingt der Durchfall nach spätestens drei Tagen nicht ab, sollten
Sie in jedem Fall den Arzt aufsuchen – vor allem, wenn er mit Erbrechen einhergeht. Kleinkinder
sollten spätestens nach einem Tag
zum Arzt gebracht werden; wenn
sie häufig erbrechen müssen, sogar
noch eher. Auch bei starken
Bauchschmerzen und Fieber ist
unverzüglich der Arzt aufzusuchen.
Sonst können Sie natürlich auch
mit Apfelessig gegen Durchfall vorgehen. Der Essig mit seiner antibakteriellen Wirkung trägt dazu
bei, die Krankheitserreger unschädlich zu machen. Giftstoffe,
die von Bakterien abgesondert werden und die Darmschleimhaut rei-

zen, werden rascher ausgeschieden, wenn man Apfelessig zu sich nimmt. Außerdem führen Sie dem Körper durch den Apfelessig wichtige Mineralstoffe zu, die bei Durchfall verloren gehen.

APFELESSIG-WASSER-MIX

2 Teelöffel Apfelessig
0,2 Liter Wasser

Mischen Sie den Apfelessig und das Wasser und trinken Sie es in kleinen Schlucken. Mindestens vier- bis fünfmal täglich sollten Sie den Apfelessig-Wasser-Mix zu sich nehmen, um Ihrem Körper wichtige Mineralstoffe wieder zuzuführen.

APFELESSIG-ELEKTROLYTLÖSUNG

1 Liter Wasser
5 Gramm Kochsalz
20 Gramm Zucker
6 Teelöffel Apfelessig

Verrühren Sie alle Zutaten der Elektrolytlösung miteinander und trinken Sie – wenn möglich – jede Stunde ein Glas dieser Mischung. Die Lösung gibt dem Körper wichtige Mineralstoffe zurück, der Apfelessig sorgt dafür, dass die Kaliumversorgung wieder stimmt, denn dieser Mineralstoff wird bei Durchfall in großen Mengen ausgeschieden. Und Kalium ist schließlich dafür zuständig, die Zellen zu entwässern.

WARMER APFELESSIG-WICKEL

1 Liter warmes Wasser
0, 2 Liter Apfelessig
2 Baumwolltücher

Tränken Sie ein Tuch in warmem Apfelessig-Wasser, wringen Sie es aus und legen Sie es sich auf den Unterleib. Bedecken Sie den Wickel mit einem trockenen Baumwolltuch. Dieser Wickel sorgt dafür, dass die mit dem Durchfall einhergehenden Schmerzen abklingen. Zudem trägt er durch die Wärmeentwicklung dazu bei, Krankheitserreger abzutöten. Wenn er abgekühlt ist, sollte er entfernt werden.

Wenn es zu Erbrechen kommt ...

... sind daran meistens Krankheitserreger schuld, die in der Nahrung enthalten waren. Aber auch Nervosität oder anhaltende Belastungen können manchmal Übelkeit und Erbrechen auslösen. Wenn das Erbrechen sehr heftig ist oder wenn Fieber bzw. starke Bauchschmerzen damit einhergehen, sollten Sie unbedingt einen Arzt aufsuchen. Auch bei Erbrechen, das länger als drei Tage anhält (bei Kleinkindern: länger als zwölf Stunden), gehen Sie bitte zum Arzt.

Bei „normalem", nur vorübergehend auftretendem Erbrechen können Sie dagegen mit Apfelessig vorgehen. Sie müssen vor allem darauf achten, dass dem Körper die Mineralstoffe, die ihm verloren gegangen sind, wieder zugeführt werden. Apfelessig enthält viele dieser wichtigen Mineralstoffe. Leider vertragen nicht alle Magenkranke Apfelessig. Falls er Ihnen nicht bekommt, verzichten Sie besser darauf.

APFELESSIG-EISWÜRFEL

1 Teil Apfelessig
1 Teil Wasser

Mischen Sie Apfelessig und Wasser im Verhältnis 1:1 und füllen Sie die Mischung in einen Plastikbehälter für die Zubereitung von Eiswürfeln. Geben Sie den Behälter in das Eisfach. Wenn die Eiswürfel fertig sind, nehmen Sie sie heraus und lutschen sie vorsichtig. Das beruhigt einerseits den Magen, andererseits nehmen Sie zugleich Flüssigkeit und Mineralstoffe zu sich.

ELEKTROLYTLÖSUNG MIT APFELESSIG

1 Liter Wasser
5 Gramm Kochsalz
20 Gramm Zucker
6 Teelöffel Apfelessig

Mischen Sie die Zutaten für die Elektrolytlösung und nehmen Sie sie löffelweise zu sich. So können Sie sie besser bei sich behalten. Durch die Lösung gleichen Sie nicht nur Flüssigkeits-, sondern auch Mineralstoffverluste wieder aus, die der Körper durch das Erbrechen erlitten hat.

Tipp

Beginnen Sie ganz vorsichtig wieder mit der Nahrungsaufnahme. Am besten, Sie trinken zunächst nur etwas, bis Sie sicher sein können die Flüssigkeit auch wirklich bei sich zu behalten. Dann können Sie damit beginnen, etwas geriebenen Apfel und vielleicht ein Stückchen Zwieback zu sich zu nehmen. Mit fettreichen Speisen sollten Sie Ihren Organismus zunächst nicht belasten – auch Milch ist erst einmal tabu.

Der Erkältung die kalte Schulter zeigen

Wenn Sie spüren, dass eine Erkältung im Anzug ist, kann Ihnen Apfelessig gute Dienste leisten. Schließlich enthält er jede Menge Vitamine, die manchmal verhindern können, dass die Erkältung ausbricht.

VITAMINREICHER APFELESSIGSAFT

0,2 Liter Brombeersaft oder Orangensaft
2 Teelöffel Apfelessig

Erhitzen Sie den Saft und geben Sie den Apfelessig hinzu. Diesen Saft trinken Sie zwei- bis dreimal täglich, wenn Sie merken, dass eine Erkältung naht. Er enthält jede Menge Vitamin C, das vor Erkältungskrankheiten schützt, indem es die Abwehrkräfte stärkt.

Wenn die Erkältung bereits da ist, nützen solche vorbeugenden Maßnahmen natürlich nichts mehr. Aber dennoch können Sie einiges tun, damit die Erkältung einen milden Verlauf nimmt – natürlich mit Hilfe von Apfelessig.

APFELESSIG-SCHWITZKUR

1 Liter heißes Wasser
0,1 Liter Apfelessig
1 großes Baumwolltuch
(ausreichend groß, um es um den Rumpf zu wickeln)
1 großes Handtuch
1 Decke

Mischen Sie das Wasser mit dem Apfelessig und tauchen Sie das Baumwolltuch hinein. Wringen Sie es aus und schlingen Sie es sich um den Rumpf. Wickeln Sie nun das Handtuch um das feuchte Tuch und legen Sie sich ins Bett – natürlich auf die Decke, damit die Matratze nicht nass wird. Wenn der Wickel erkaltet ist, müssen Sie ihn abnehmen. Diese Schwitzkur stärkt die Körperabwehr und trägt dazu bei, die Krankheitserreger abzutöten. Wenn Sie Fieber haben, dürfen Sie die Schwitzkur jedoch nicht durchführen.

Erschhöpfung

Diesen Stoßseufzer hört man immer wieder. Es ist daher an der Zeit, dass Sie etwas kürzer treten oder sich häufiger ausruhen. Allerdings kann auch ein Vitaminmangel schuld an der Erschöpfung sein. Bevor Sie nun den Arzt aufsuchen, obwohl Sie sich sonst nicht weiter krank fühlen, sollten Sie erst einmal eine Apfelessig-Behandlung durchführen. Führt diese zu keinem Erfolg, sollten Sie zum Arzt gehen.

Manchmal steckt hinter anhaltenden Erschöpfungszuständen auch eine ernst zu nehmende Krankheit. Glücklicherweise ist das aber doch eher selten.

APFELESSIG-DRINK

2 Teelöffel Apfelessig
1 Teelöffel Honig
0,2 Liter Wasser

Verrühren Sie alle Zutaten des Getränks miteinander und nehmen Sie den Drink regelmäßig jeden Morgen nach dem Aufstehen zu sich. Führen Sie diese Behandlung zwei Wochen lang durch. Eigentlich müssten Sie sich dann schon weniger erschöpft fühlen.

WECHSELWARME WASCHUNG MIT APFELESSIG

je 2 Liter warmes und kaltes Wasser
0,2 Liter Apfelessig
2 Waschlappen

Geben Sie auf das warme und das kalte Wasser je 0,1 Liter Apfelessig. Tauchen Sie den einen Waschlappen in das kalte, den anderen in das warme Wasser. Waschen Sie Ihren Körper zuerst von unten nach oben warm ab. Anschließend waschen Sie ihn nochmals mit dem kalten Wasser. Dann folgt ein weiterer Durchgang: zunächst wieder mit dem warmen, dann mit dem kalten Wasser. Im Anschluss daran warten Sie noch ein Weilchen mit dem Abtrocknen, damit der Apfelessig auf der Haut verdunsten kann. Das fördert die Durchblutung und sorgt dafür, dass Sie sich nicht mehr so erschöpft fühlen.

Fieber – nicht immer schädlich

Bei einer Erkältungskrankheit, aber auch bei anderen Erkrankungen ist Fieber keine Seltenheit. Fieber beginnt bei einer Körpertemperatur von 37,5 °C, bei Kindern erst bei 38 °C. Eigentlich ist Fieber kein schlechtes Zeichen, denn es zeigt, dass der Körper sich gegen die Krankheitserreger zur Wehr setzt – eine erhöhte Körpertemperatur trägt nämlich dazu bei, Keime abzutöten. Ab einer Temperatur von

39 °C sollten Sie jedoch langsam an fiebersenkende Maßnahmen denken. Apfelessig kann Ihnen helfen, die Körpertemperatur zu verringern. Will das Fieber dennoch nicht sinken, ist es höchste Zeit, zum Arzt zu gehen.

APFELESSIG-WADENWICKEL

1 Liter kaltes Wasser
0,1 Liter Apfelessig
2 Baumwolltücher
2 Handtücher

Mischen Sie den Apfelessig mit dem Wasser und tauchen Sie die Baumwolltücher hinein. Danach die Tücher auswringen und um die Waden schlingen. Wickeln Sie abschließend die trockenen Handtücher um die feuchten Tücher, damit Ihr Bett nicht nass wird. Vielleicht legen Sie auch noch eine Decke unter? Warten Sie nun etwa 20 Minuten, dann können Sie die Wadenwickel erneuern. Wechseln Sie sie etwa dreimal. Warten Sie dann noch 20 Minuten und messen Sie die Körpertemperatur erneut. Das Fieber sollte nun eigentlich gesunken sein. Kalte Wadenwickel dürfen bei Schüttelfrost nicht angelegt werden.

APFELESSIGSOCKEN

1 Liter kaltes Wasser
0,1 Liter Apfelessig
1 Paar Baumwollsocken
1 Paar Wollsocken

Gießen Sie den Apfelessig zum Wasser hinzu und tränken Sie die Baumwollsocken mit dieser Mischung. Wringen Sie sie aus und ziehen sie über. Über das feuchte Paar Socken kommen nun noch die trockenen Wollsocken. Genau wie die Wadenwickel können Sie die Socken nach 20 Minuten wechseln. Nach einer zwei- bis dreimaligen Erneuerung der Socken warten Sie 20 Minuten und messen die Körpertemperatur. Nicht bei Schüttelfrost durchführen.

GANZKÖRPERWASCHUNGEN MIT APFELESSIG

1 Liter lauwarmes Wasser
0,2 Liter Apfelessig

Vermischen Sie den Wasser und den Essig und waschen Sie den ganzen Körper damit ab. Messen Sie 20 Minuten nach dieser Prozedur die Körpertemperatur. Wahrscheinlich wird sie bereits ein wenig heruntergegangen sein.

Wenn der Fußpilz zuschlägt ...

... beginnen die Füße oft heftig zu jucken. Meistens macht sich der Fußpilz zunächst in den Zwischenräumen zwischen den Zehen bemerkbar, die Haut rötet sich, manchmal schuppt sie sich auch. Gegen den Fußpilz sollten Sie unbedingt etwas unternehmen – schon allein deshalb, damit das fürchterliche Jucken verschwindet. Aber auch, weil sich sonst Ihre Familienmitglieder mit dem Fußpilz anstecken könnten. In jedem Fall müssen Sie sich ein Mittel gegen Fußpilz vom Arzt verschreiben lassen. Apfelessig können Sie zusätzlich einsetzen. Das natürliche Mittel Apfelessig hilft gegen das unangenehme Jucken und trägt dazu bei, dass Entzündungen zurückgehen.

APFELESSIG-RINGELBLUMEN-
FUSSBAD

5 Esslöffel Gartenringelblume
(aus der Apotheke)
1 Liter Wasser
0,2 Liter Apfelessig

Geben Sie die Ringelblumen in einen Topf, gießen Sie das Wasser und den Apfelessig darüber und lassen Sie die Flüssigkeit aufkochen. Anschließend muss der Aufguss noch etwa zehn Minuten lang ziehen. Seihen Sie dann die Ringelblume durch ein Sieb ab und gießen Sie den Aufguss in eine Schüssel. Geben Sie noch zwei Liter kaltes oder lauwarmes Wasser hinzu und halten Sie Ihre Füße hinein. Passen Sie aber auf, dass das Wasser eine angenehme Temperatur hat. Baden Sie die Füße etwa zehn Minuten lang in der Mischung. Danach trocknen Sie sie sehr sorgfältig ab. Die Gartenringelblume lindert ebenfalls Jucken und Entzündungen.

Tipp
Sie können Ihre Füße auch mit Apfelessig „pur" einreiben, um gegen das Jucken und Brennen vorzugehen. Der Essig mit seiner antibakteriellen Wirkung fördert die Durchblutung und sorgt dafür, dass sich keine Krankheitserreger in offenen Stellen an den Füßen ansiedeln.

Wenn die Glieder schmerzen ...

... ist meistens eine Erkältung im Anmarsch. Um die Beschwerden zu lindern, sollten Sie ein Apfelessig-Fußbad nehmen, das außerdem die Abwehrkräfte stärkt.

APFELESSIG-FUSSBAD

1 nicht allzu flache Schüssel
warmes Wasser (36–38 °C)
0,2 Liter Apfelessig

Füllen Sie die Schüssel mit Wasser, sodass Ihre Füße bedeckt sind. Geben Sie dann den Apfelessig hinzu. Warten Sie eine Weile, bis sich Ihre Füße ein wenig erwärmt haben. Gießen Sie dann heißes Wasser hinzu, sodass das Wasser in der Schüssel auf etwa 40 °C erwärmt wird. Baden Sie Ihre Füße noch ungefähr fünf bis zehn Minuten in dem warmem Wasser, trocknen Sie sie anschließend gut ab und ziehen Sie sich dicke Socken an. Ruhen Sie sich auf jeden Fall nun noch eine halbe Stunde aus.

Halsschmerzen wirksam bekämpfen

Halsschmerzen gehören zu einer Erkältung fast immer dazu. Wenn sie jedoch zu heftig werden, sollten Sie den Arzt aufsuchen, vor allem wenn hohes Fieber hinzukommt. Dann ist es sehr wahrscheinlich, dass eine Mandelentzündung vorliegt, die unbedingt medikamentös behandelt werden sollte. Bei leichtem Halskratzen helfen aber auch Apfelessiganwendungen.

APFELESSIG-KOCHSALZ-LÖSUNG ZUM GURGELN

0,2 Liter lauwarmes Wasser
2 Gramm Kochsalz
1 Teelöffel Apfelessig

Geben Sie das Salz in das Wasser und rühren Sie gut um, sodass das Salz sich auflöst. Fügen Sie nun den Apfelessig hinzu und gurgeln Sie mehrmals kräftig mit dieser – leider nicht sehr wohlschmeckenden – Lösung. Dreimal täglich sollten Sie dies Mittel in jedem Fall anwenden, bei Bedarf auch häufiger.

HEISSER APFELESSIG-HALSWICKEL

etwa 0,5 Liter heißes Wasser
5 Gramm Kochsalz
1 Teelöffel Apfelessig
2 Baumwolltücher

Lösen Sie das Salz in dem Wasser auf und geben Sie den Apfelessig hinzu. Nun tauchen Sie ein Baumwolltuch, ausreichend groß, um es um den Hals zu wickeln, in die Lösung, wringen es aus und schlingen es sich um den Hals. Darum binden Sie das zweite trockene Tuch.
Lassen Sie den wohltuenden Wickel so lange an seinem Platz, bis er abgekühlt ist.

APFELESSIG-KARTOFFEL-WICKEL

4 große Kartoffeln
1 Geschirrtuch
3 Teelöffel Apfelessig
1 Baumwolltuch
1 Schal

Kochen Sie die Kartoffeln mit der Schale, bis sie schön weich sind. Nehmen Sie sie aus dem Wasser, schrecken sie kurz unter kaltem Wasser ab und legen sie auf das Geschirrtuch. Nun die Kartoffeln mit der Gabel zerdrücken, auf dem Tuch verteilen und den Apfelessig darüber gießen. Wickeln Sie die Kartoffeln nun in dem Geschirrtuch ein und legen Sie sich den Wickel um den Hals. Falls er noch zu heiß sein sollte, warten Sie noch einen Moment, bis er sich ein wenig abgekühlt hat. Schlingen Sie dann das Baumwolltuch um den Wickel und binden Sie ihn mit dem Schal fest. Der Wickel muss abgenommen werden, wenn er abgekühlt ist. Sie können diese Anwendung gern zwei- bis dreimal am Tag wiederholen. Schon bald werden Sie eine Linderung der Beschwerden feststellen.

Der Hals ist steif

Wenn der Hals plötzlich steif ist und schmerzt, sind oft falsche Bewegungen oder Zugluft schuld. Damit Sie Ihren Hals bald wieder bewegen können und die Schmerzen abklingen, sollten Sie eine heiße Kompresse mit Apfelessig auf den Nacken auflegen. Der Essig fördert dabei die Durchblutung und die Wärme entspannt die Muskeln.

HEISSE APFELESSIG-KOMPRESSE

1 Liter heißes Wasser
4 Esslöffel Apfelessig
1 große Mullkompresse
1 Baumwolltuch
1 Schal

Wasser und Apfelessig mischen, die Kompresse hineintauchen und dann ein wenig auswringen. Dann legen Sie sich die Kompresse auf den Nacken, decken Sie mit einem Baumwolltuch ab und befestigen das Ganze mit einem Schal. Wenn die Kompresse abgekühlt ist, können Sie sie sofort erneuern.

Hämorriden – eine unangenehme Sache

Wenn es an der Afteröffnung häufiger juckt oder auf dem Stuhl hellrote Blutauflagen zu finden sind, sind die Ursache wahrscheinlich Hämorriden. Dies sind krampfaderähnliche Erweiterungen der Venen, die sich im After befinden. Mit den eben genannten Beschwerden sollten Sie in jedem Fall zum Arzt gehen. Sie können die medizinische Behandlung außerdem durch Apfelessig unterstützen.

APFELESSIG-KAMILLEN-DAMPFBAD

½ Tasse Kamillenblüten
2,5 Liter kochendes Wasser
0,2 Liter Apfelessig

Geben Sie die Kamillenblüten in den Eimer und übergießen Sie sie mit kochendem Wasser. Schütten Sie den Apfelessig hinzu und rühren Sie mehrmals gründlich um. Legen Sie das Brett über den Eimer, aber so, dass es nicht die gesamte Öffnung bedeckt. Entkleiden Sie Ihren Unterleib und setzen

Sie sich auf das Brett, sodass die heißen Dämpfe zu den Hämorriden hoch steigen können. Bedecken Sie sich mit einem großen Badetuch, damit Sie nicht zu frieren beginnen. Dieses Dampfbad sollten Sie so lange durchführen, bis Sie merken, dass die Dampfentwicklung nachlässt. Die Kamille und der Apfelessig wirken beruhigend und lindern den Juckreiz.

APFELESSIG-MIX-DRINK

2 Teelöffel Apfelessig
1 Teelöffel Honig
0,2 Liter Wasser

Mischen Sie alle Zutaten und nehmen Sie den Apfelessig-Mix-Drink jeden Morgen nach dem Aufstehen zu sich. Sie können damit Hämorriden vorbeugen. Die Erweiterung der Blutgefäße wird nämlich häufig durch ballaststoffarme Kost hervorgerufen. Da der Apfelessig-Mix-Drink den Ballaststoff Pektin enthält, schützt er bis zu einem gewissen Grad vor Hämorriden.

APFELESSIG-SITZBAD

1/2 **Badewanne voll warmes Wasser**
0,3 Liter Apfelessig

Lassen Sie das warme Wasser in die Badewanne ein und gießen Sie den Apfelessig hinzu. Nun setzen Sie sich in die halb gefüllte Wanne. Bleiben Sie ungefähr 10 bis 15 Minuten im Wasser und trocknen Sie sich anschließend gut ab. Durch dieses Sitzbad klingen Entzündungen und Schmerzen ab.
Geeignet sind auch Apfelessig-Kompressen:

1 Mullkompresse
gekühlter Apfelessig

Tränken Sie die Mullkompresse mit gekühltem Apfelessig und setzen Sie sich fünf Minuten darauf. Sie werden merken, wie wohl die kühle Kompresse tut, vor allem, wenn eine Entzündung besteht.

Wenn die Haut verrückt spielt: Hautallergien

Allergien der Haut kommen heutzutage immer häufiger vor – warum, weiß man leider nicht. Wenn Sie häufiger unter juckenden, roten Hautausschlägen leiden oder sich kleine juckende Bläschen auf der Haut bilden, sollten Sie in jedem Fall den Hautarzt aufsuchen, um herauszufinden, auf welchen Stoff Sie allergisch reagieren. Meistens sind es Nahrungsmittel, auf die der Organismus überempfindlich reagiert, doch auch Tierhaare, Medikamente und zahlreiche andere Stoffe rufen Allergien der Haut hervor. In jedem Fall sollten Sie Ihr Immunsystem stärken, wenn Sie unter einer Allergie leiden. Eine Allergie ist ja eine überschießende Reaktion des Immunsystems auf an sich harmlose Stoffe. Zur Stärkung der Abwehrkräfte eignet sich Apfelessig hervorragend.

APFELESSIG-STÄRKUNGS-DRINK

2 Teelöffel Apfelessig
1 Teelöffel Honig
0,2 Liter Wasser

Mischen Sie Apfelessig, Honig und Wasser gründlich miteinander. Nehmen Sie diesen Drink jeden Morgen vor dem Frühstück zu sich. Durch seinen hohen Anteil an verschiedenen Vitaminen und Mineralstoffen stärkt er die Abwehrkräfte.

APFELESSIG-MISCHUNG GEGEN DEN JUCKREIZ

2 Esslöffel Apfelessig
0,5 Liter Wasser

Mischen Sie den Apfelessig mit dem Wasser und tragen Sie diese Mischung auf die juckenden Hautstellen auf. Apfelessig lindert den Juckreiz im Nu. Allerdings sollte er keinesfalls pur auf die ohnehin angegriffene Haut aufgetragen werden. Er könnte sie sonst zusätzlich reizen.

Wenn die Stimme streikt: Heiserkeit

Im Rahmen von Erkältungen kommt es oft zu einer Kehlkopfentzündung. Die Folge: Heiserkeit. Das Sprechen fällt schwer, manchmal bekommt man überhaupt keinen Ton mehr heraus. Dagegen hilft Apfelessig.

APFELESSIG-GURGELLÖSUNG

2 Gramm Salz
0,2 Liter lauwarmes Wasser
1 Teelöffel Apfelessig

Lösen Sie das Salz im Wasser auf und geben Sie den Apfelessig hinzu. Gurgeln Sie mit dieser Lösung mindestens dreimal täglich.
Sie werden feststellen, dass Ihre Stimme rasch wiederkommt und die Heiserkeit nachläßt.

APFELESSIG-GETRÄNK ZUR RACHENDESINFEKTION

3 Teelöffel Apfelessig
0,1 Liter Wasser

Vermischen Sie den Apfelessig und das Wasser und nehmen Sie dieses Getränk dreimal täglich zu sich – auch wenn es sehr sauer ist. Der Apfelessig desinfiziert den Rachen und trägt so dazu bei, dass die Heiserkeit nachläßt und Ihre Stimme bald zurückkehrt.

APFELESSIG-DAMPFBAD

1 Liter Wasser
9 Gramm Salz
0,2 Liter Apfelessig
1 Handtuch

Lassen Sie das Wasser aufkochen, lösen Sie das Salz darin auf und geben Sie den Apfelessig hinzu. Nehmen Sie den Topf vom Herd und gießen Sie das Wasser in eine Schüssel. Halten Sie den Kopf über die Schüssel, sodass Sie den Wasserdampf inhalieren können, und legen Sie sich ein Handtuch über den Kopf. Geben Sie aber Acht, dass Sie sich nicht verbrühen! Ungefähr zehn Minuten lang sollte das Dampfbad dauern. Es desinfiziert die Atemwege und hilft damit gegen die Heiserkeit.

APFELESSIG-EIWEISS

1 Eiweiß
2 Teelöffel Zucker
2 Esslöffel Zitronensaft
1 Esslöffel Apfelessig

Schlagen Sie das Eiweiß schaumig, rühren Sie den Zucker, den Zitronensaft und den Apfelessig unter. Nun schlucken Sie das Ganze löffelweise hinunter. Diese Mischung beruhigt die Stimmbänder, desinfiziert den Rachen und hilft dadurch gegen die Heiserkeit.

Wenn das Herz aus dem Takt gerät: Herzrhythmusstörungen

Mit Herzrhythmusstörungen (Herzrasen, Herzstolpern) ist nicht zu spaßen. Deshalb sollte der erste Weg zum Arzt führen, wenn man feststellt, dass das Herz aus dem Takt geraten ist. Glücklicherweise ist längst nicht immer eine Herzerkrankung die Ursache: Auch Stress oder starkes Rauchen können Herzrhythmusstörungen hervorrufen. In diesem Fall heißt es, die Lebensgewohnheiten ein wenig zu ändern, um gegen die Beschwerden vorzugehen.

Zwar können Sie mit Apfelessig nicht direkt gegen die Herzrhythmusstörungen vorgehen, doch Sie können Herz und Kreislauf mit Hilfe von Apfelessig stärken.

APFELESSIG-STÄRKUNGS-DRINK

2 Teelöffel Apfelessig
1 Teelöffel Honig
0,2 Liter Wasser

Mischen Sie alle Zutaten für den Apfelessig-Drink und nehmen Sie ihn jeden Morgen noch vor dem Frühstück zu sich. Die Vitamine und Mineralstoffe, die im Apfelessig enthalten sind, unterstützen Ihr Herz bei seiner Arbeit.

WECHSELWARME APFELESSIG-FUSSBÄDER

2 Plastikschüsseln
ca. 3 Liter kaltes Wasser
ca. 3 Liter warmes Wasser
0,4 Liter Apfelessig

Füllen Sie die eine Schüssel mit warmem, die andere mit kaltem Wasser und fügen Sie je 0,2 Liter Apfelessig hinzu. Tauchen Sie Ihre Füße nun zunächst in das warme Wasser. Lassen Sie sie etwa 3 Minuten lang darin, bis sie gut durchgewärmt sind. Stellen Sie sie anschließend in das kalte Wasser

(ca. 20 Sekunden lang). Dann ist wieder die Schüssel mit dem warmem Wasser an der Reihe (3 Minuten) und schließlich erneut die Schüssel mit dem kalten Wasser (20 Sekunden). Wiederholen Sie diese Prozedur drei- bis viermal. Am Schluss tauchen Sie die Füße in das kalte Wasser und trocknen Sie danach gründlich ab. Dieses wechselwarme Fußbad regt den Kreislauf an und stärkt das Herz.

Heuschnupfen, ein Schnupfen unangenehmster Sorte

Wenn im Frühjahr und im Sommer ständig die Nase läuft oder Sie das ganze Jahr über an Schnupfen leiden, wenn vielleicht sogar noch tränende Augen hinzukommen, ohne dass Sie sich besonders krank fühlen, leiden Sie wahrscheinlich unter allergischem Schnupfen, Heuschnupfen genannt. Hervorgerufen wird er – wie jede Allergie – durch an sich harmlose Stoffe, die das Immunsystem jedoch aus bisher ungeklärten Gründen nicht mehr als harmlos erkennt, sondern für Krankheitserreger hält. Beim

Kontakt mit diesen Stoffen „schickt" es Antikörper löst, die wiederum eine Reaktion bestimmter Zellen auslösen. Diese Zellen – Mastzellen genannt – schütten einen Stoff namens Histamin aus, der die allergische Reaktion verursacht. Stoffe, die Heuschnupfen hervorrufen können, gibt es reichlich: Das können Gräser- oder Blütenpollen sein, genauso gut lösen aber auch Tierhaare, der Kot der Hausstaubmilbe, Medikamente oder bestimmte Nahrungsmittel und viele andere Substanzen mehr Heuschnupfen aus. In jedem Fall sollten Sie zum Arzt gehen, um herauszufinden, wogegen Sie allergisch sind. Am sinnvollsten ist es nämlich, den Allergieauslöser weitgehend zu meiden. Ihr Immunsystem können Sie zusätzlich durch Apfelessig unterstützen.

APFELESSIG-MIX-DRINK

2 Teelöffel Apfelessig
1 Teelöffel Honig
0,2 Liter Wasser

Verrühren Sie die Zutaten für den Apfelessig-Mix-Drink gründlich

miteinander. Nehmen Sie dieses Getränk jeden Morgen nach dem Aufstehen zu sich. Dadurch stärken Sie die körpereigenen Abwehrkräfte und nicht selten mildert der Drink allergische Beschwerden ein wenig ab.

APFELESSIG-DAMPFBAD

1 Liter kochendes Wasser
0,2 Liter Apfelessig
1 Handtuch

Gießen Sie den Apfelessig in das kochende Wasser, nehmen Sie es vom Herd und gießen Sie es in eine Schüssel. Halten Sie nun den Kopf darüber (Vorsicht – heiß!), legen Sie sich ein Handtuch über den Kopf und atmen Sie die heißen Apfelessig-Dämpfe ein. Wenn das Wasser abgekühlt ist, hören Sie mit dem Dampfbad auf. Das Dampfbad sorgt dafür, dass Sie besser durchatmen können und die Schnupfenbeschwerden ein wenig gelindert werden.

Und plötzlich schmerzt das Kreuz: der Hexenschuss

Hexenschuss ist der im Volksmund gebräuchliche Name für plötzliche, heftige Kreuzschmerzen. Oft ist glücklicherweise nur eine Muskelverspannung daran schuld, allerdings können auch die Wirbelgelenke blockiert oder die Bandscheiben vorgewölbt sein. Aus diesem Grund muss bei einem Hexenschuss zunächst immer erst der Arzt aufgesucht werden, bevor Sie Apfelessig anwenden. Stellt dieser fest, dass eine Muskelverspannung die Ursache für den Hexenschuss ist, können Sie zusätzlich zur ärztlichen Therapie mit Apfelessig behandeln.

APFELESSIG-RUMPFWICKEL

1 Liter heißes Wasser
0,1 Liter Apfelessig
2 große Baumwolltücher
1 Decke

Fügen Sie dem heißen Wasser Apfelessig hinzu und verrühren die Mischung gut. Tauchen Sie eines der Baumwolltücher in das Wasser und wringen Sie es anschließend aus. Dann wickeln Sie sich das Tuch um den Rumpf, so dass das Kreuz gut bedeckt ist. Schlingen Sie das zweite Tuch um das erste und packen Sie sich in die Decke ein. Legen Sie sich hin, entspannen Sie sich und warten Sie, bis der Wickel abgekühlt ist. Dann entfernen Sie ihn wieder. Der Apfelessig fördert die Durchblutung der Muskeln, die Wärme entspannt sie. Dadurch werden die starken Schmerzen etwas gelindert.

Schmerzende Hornhaut – Hühneraugen

Wer enge Schuhe trägt, hat sicher schon öfter unter ihnen gelitten: den Hühneraugen. Durch den Druck, der auf die Zehen ausgeübt wird, bilden sich häufig schmerzhafte Hornhautstellen. Diese Hühneraugen können Sie im Regelfall problemlos selbst behandeln: mit Apfelessig. Wenn Sie außerdem auf sehr enge oder spitze Schuhe verzichten, haben Sie in Zukunft sicher weniger Probleme mit Hühneraugen.

APFELESSIG-HÜHNERAUGENTINKTUR

1 Esslöffel Zitronensaft
3 Esslöffel Apfelessig
1 Esslöffel Salz
1 Pflaster

Vermischen Sie den Zitronensaft mit dem Apfelessig und rühren Sie das Salz unter. Geben Sie diese Tinktur auf einen kleines Wattestück und reiben Sie das Hühnerauge damit gut ein. Kleben Sie dann ein Pflaster über die Tinktur, damit sie gut einwirken kann. Diese Anwendung führen Sie am besten abends durch und zwar so lange, bis die Hornhaut aufgeweicht ist und sich ablösen lässt.
Warum die Tinktur Hühneraugen aufweicht? Ganz einfach: Die Säuren im Apfelessig und Zitronensaft sind daran schuld – sie wirken wie ein Peeling und lösen tote Hautzellen ab. Achten Sie jedoch bitte darauf, dass die gesunde Haut mit der Tinktur nicht in Berührung kommt.

KNOBLAUCH-APFELESSIG-TINKTUR

3 Knoblauchzehen
1 Esslöffel Apfelessig
1 Pflaster

Schälen Sie die Knoblauchzehen und geben Sie sie in eine Knoblauchpresse, sodass ein Knoblauchbrei entsteht. Vermischen Sie diesen Brei mit Apfelessig und geben Sie einen Teil davon auf das Hühnerauge. Bedecken Sie das Hühnerauge mit einem Pflaster und lassen Sie die Tinktur über Nacht einwirken. Wenn Sie diese Anwendung mehrere Tage nacheinander wiederholen, lässt sich das Hühnerauge problemlos lösen.

Wenn der Husten plagt ...

... sind Sie unter Garantie erkältet. Eine Infektion der oberen Atemwege befällt zumeist auch die Bronchien. Die Schleimhaut in den Bronchien entzündet sich und sondert in der Regel mehr Schleim ab als sonst. Die Entzündung und das Sekret rufen den Hustenreiz hervor. Ist der ausgeworfene

Schleim gelblich, sollten Sie unbedingt den Arzt aufsuchen – dann benötigen Sie ein Antibiotikum. Einfachen Husten können Sie mit Hilfe von Apfelessig lindern.

APFELESSIG-DAMPFBAD

1 Liter Wasser
9 Gramm Kochsalz
4 Teelöffel Apfelessig
1 Handtuch

Bringen Sie das Wasser zum Kochen und lösen Sie das Salz in der Flüssigkeit auf. Geben Sie den Apfelessig hinzu und füllen Sie das Ganze in eine Schüssel. Halten Sie den Kopf über den heißen Wasserdampf (vorsichtig sein!), decken Sie ein Handtuch über den Kopf und atmen Sie die Dämpfe ein. Ist das Dampfbad abgekühlt, können Sie mit der Inhalation aufhören. Das Apfelessig-Dampfbad wirkt sowohl desinfizierend als auch schleimlösend.

Tipp

Dieses Dampfbad können Sie auch ohne Apfelessig durchführen, falls er die Schleimhäute zu sehr reizt.

APFELESSIG-ZITRONEN-DRINK

3 Esslöffel Zitronensaft
1 Esslöffel Honig
1 Esslöffel Apfelessig
0,2 Liter Wasser

Mischen Sie den Zitronensaft mit Honig, Apfelessig und Wasser und geben Sie die Flüssigkeit in einen Topf. Erhitzen Sie den Drink (nicht kochen!) und trinken Sie ihn Schluck für Schluck. Dieses Getränk hilft ebenfalls die Beschwerden bei Husten zu lindern. Sie können davon so viel trinken, wie viel Sie mögen.

ZWIEBEL-APFELESSIG-MISCHUNG

1 Zwiebel
1 bis 2 Esslöffel Zucker
2 Teelöffel Apfelessig

Schälen Sie die Zwiebel und geben Sie sie zum Entsaften in die Küchenmaschine. Fangen Sie den Saft auf, mischen Sie ihn mit dem Zucker und dem Apfelessig und nehmen Sie von dieser Mischung jede Stunde einen Teelöffel zu sich. Auch wenn Sie sich zunächst schütteln, weil Sie den Geschmack dieser Mischung nicht besonders angenehm finden, werden Sie bald spüren, wie gut sie gegen den Husten hilft.

Wenn die Scheide entzündet ist: Infektionen der Vagina

Jucken und Brennen, Rötungen der Schamlippen und eitriger Ausfluss können auf eine vaginale Infektion hindeuten, die in der Regel durch Pilze oder andere Krankheitserreger hervorgerufen wurde. Beim Verdacht auf eine Scheidenentzündung sollten Sie stets zum Frauenarzt gehen, denn wenn sie nicht behandelt wird, können die Erreger unter Umständen bis zu der Gebärmutter oder den Eileitern hinaufwandern und dort Entzündungen hervorrufen, die schlimmstenfalls zur Unfruchtbarkeit führen können. Unterstützend zur medikamentösen Therapie können Sie auch Apfelessig einsetzen, wenn Sie möchten. Der saure Apfelessig

unterstützt nämlich die Wiederherstellung des normalen sauren Scheidenmilieus.

APFELESSIG-SITZBÄDER

lauwarmes Wasser
1 Tasse Apfelessig

Lassen Sie die Badewanne zur Hälfte mit Wasser volllaufen und gießen Sie den Apfelessig hinzu. Setzen Sie sich nun für zehn Minuten in die Wanne. Wenn Sie das Sitzbad beendet haben, müssen Sie vor allem die Scheide gut abtrocknen. Verwenden Sie dafür ein Handtuch, das im Anschluss daran in die Wäsche kommt.

SCHEIDENSPÜLUNG MIT APFELESSIG UND ZITRONENSAFT

1 Liter lauwarmes Wasser
2 Esslöffel Zitronensaft
1 Teelöffel Apfelessig

Vermischen Sie das Wasser mit dem Zitronensaft und dem Apfelessig und führen Sie damit bei einer Scheidenentzündung einmal täglich eine Scheidenspülung durch. Sie sollten jedoch zuvor mit Ihrem Arzt absprechen, ob Sie diese Anwendung durchführen dürfen.

Bienen, Mücken, Wespen – diese Insekten stechen

Im Sommer fliegen sie wieder: die Bienen, Wespen und Mücken. Damit steigt auch die Gefahr für Insektenstiche. Während Mücken auf das Blut von Säugetieren angewiesen sind, um zu überleben, stechen Wespen und Bienen in der Regel nur, wenn sie gereizt werden. Das sollte man daher besser vermeiden. Trotz aller Vorsichtsmaßnahmen kommt es immer wieder einmal vor, dass man von einem Insekt gestochen wird. Wenn eine Wespe oder Biene Sie in den Mund oder die Genitalien gestochen hat, sollten Sie schleunigst den Arzt aufsuchen, genauso wenn Sie gegen die Stiche bestimmter Insekten allergisch sind. Ansonsten können Sie die Stiche (nach Entfernen des Stachels) durchaus mit Apfelessig verarzten.

KALTER APFELESSIG-UMSCHLAG

1 Mullkompresse
0,2 Liter Apfelessig
3 Eiswürfel

Tränken Sie die Kompresse mit dem Apfelessig und packen Sie die Eiswürfel hinein. Legen Sie die kalte Kompresse nun auf die Einstichstelle und lassen Sie sie ruhig 10 bis 15 Minuten einwirken. Der Apfelessig desinfiziert die Einstichstelle, die Kälte sorgt dafür, dass es nicht zu einer größeren Schwellung kommt.

ZWIEBEL-APFELESSIG-TINKTUR

1 Zwiebel
1 Esslöffel Apfelessig

Schälen Sie die Zwiebel und geben Sie sie zum Entsaften in die Küchenmaschine. Fangen Sie den Saft auf und vermischen Sie ihn mit Apfelessig.
Reiben Sie die Einstichstelle mit dieser Tinktur ein, ruhig mehrmals, wenn Sie möchten.

Hilfe, meine Haut juckt!

Juckreiz der Haut tritt oft im Rahmen einer Allergie auf, aber auch Insektenstiche oder Hautentzündungen sowie nervöse Erschöpfung können Juckreiz hervorrufen. Wenn der Juckreiz über einen längeren Zeitraum anhält, sollten Sie zur Abklärung der Ursache den Arzt aufsuchen – vielleicht leiden Sie unter einer Hauterkrankung. Andernfalls können Sie Apfelessig zur Linderung des Juckreizes verwenden.

APFELESSIG-DRINK

2 Teelöffel Apfelessig
1 Teelöffel Honig
0,2 Liter Wasser

Vermischen Sie die Zutaten für den Drink und nehmen Sie ihn jeden Morgen vor dem Frühstück zu sich. Die Vitamine und Mineralstoffe, die im Apfelessig enthalten sind, tragen oft bereits dazu bei, den Juckreiz zu lindern. Wenn die Haut nicht alle Vitamine erhält, die sie benötigt, kann nämlich Juckreiz die Folge sein.

APFELESSIG-ZITRONEN-UMSCHLÄGE

0,5 Liter Wasser
6 Esslöffel Zitronensaft
3 Esslöffel Apfelessig
3 Eiswürfel
1 Mullkompresse

Mischen Sie das (kalte) Wasser mit dem Zitronensaft und dem Apfelessig und tauchen Sie eine Mullkompresse hinein. Wickeln Sie die Eiswürfel in der Kompresse ein und legen Sie sie auf die juckenden Hautstellen auf. Der Juckreiz müsste bereits nach kurzer Zeit nachlassen.

APFELESSIG-MASSAGE

1 Liter lauwarmes Wasser
0,1 Liter Apfelessig

Vermengen Sie das Wasser mit Apfelessig und gießen Sie sich etwas von der Flüssigkeit in die Handfläche. Massieren Sie nun die juckenden Hautstellen mit der Apfelessig-Wasser-Mischung. Trocknen Sie die Haut nicht ab, sondern lassen Sie den Apfelessig verdunsten.

Kopfschmerzen – das unsichtbare Leiden

Menschen, die unter Kopfschmerzen leiden, werden oft für Drückeberger gehalten, denn andere, die nie Kopfweh haben, können sich nicht vorstellen, dass die Schmerzen so stark sein können, dass man sich am liebsten im stillen Kämmerlein verkriechen möchte. Die Betroffenen wünschen sich nichts sehnlicher, als dass die Schmerzen nachlassen. Gehören Sie auch zu denjenigen, die häufig Kopfweh haben, sollten Sie zur Abklärung der Ursachen zunächst zum Arzt gehen. Wenn seine Diagnose Spannungskopfschmerzen oder Migräne lautet, können Sie unbesorgt Apfelessig zur Linderung der Schmerzen einsetzen.

APFELESSIG-KARTOFFEL-AUFLAGEN

1 Kartoffel
1 Esslöffel Apfelessig

Schälen Sie die Kartoffel und schneiden Sie sie in dünne Scheiben. Tränken Sie die Scheiben mit Apfelessig und legen Sie sie sich auf die Stirn. Schließen Sie die Augen und lassen Sie die Auflagen eine Weile einwirken. Manche Migränepatienten können durch diese Anwendung einen nahenden Migräneanfall abwenden, andere schwören auf dies Rezept, um bereits bestehende Schmerzen zu lindern.

APFELESSIG-DRINK

2 Teelöffel Apfelessig
0,2 Liter Wasser

Geben Sie den Apfelessig in das Wasser und trinken Sie diese Mischung, wenn Sie merken, dass ein Migräneanfall naht. Einige Kopfschmerzpatienten wehren auf diese Weise die Migräneattacke bereits im Vorfeld ab.

APFELESSIG-PFEFFERMINZ-DAMPFBAD

1 Liter Wasser
3 bis 4 Tropfen Pfefferminzöl
1 Esslöffel Apfelessig
1 Handtuch

Bringen Sie das Wasser zum Kochen, nehmen Sie den Topf vom Herd und geben Sie das Pfefferminzöl und den Apfelessig in das heiße Wasser. Gießen Sie die Mischung in eine Schüssel, halten Sie Ihren mit einem Handtuch bedeckten Kopf darüber und inhalieren Sie vorsichtig die Dämpfe. Diese Anwendung hilft vor allem gegen Kopfschmerzen, die im Rahmen einer Erkältung auftreten, doch auch bei Spannungskopfschmerzen kann sie erfolgreich eingesetzt werden.

APFELESSIG-KOMPRESSE

1 Wattebausch
0,2 Liter Apfelessig
1 Baumwolltuch

Tauchen Sie den Wattebausch in den Apfelessig und legen Sie ihn sich in den Nacken. Wickeln Sie nun das Baumwolltuch um die Kompresse, sodass sie auf den Nacken gepresst wird. Lassen Sie sie etwa 10 bis 15 Minuten einwirken. Diese Kompresse fördert einerseits die Durchblutung und kühlt den Nacken ein wenig. Sie eignet sich deshalb besonders gut zum Einsatz bei Spannungskopfschmerzen.

APFELESSIG-BÜRSTENMASSAGE

1 Liter lauwarmes Wasser
0,2 Liter Apfelessig
1 Körperbürste

Mischen Sie das Wasser und den Apfelessig und tauchen Sie eine Körperbürste hinein. Fangen Sie nun an den Körper von unten nach oben mit streichenden bzw. kreisenden Bewegungen zu massieren. Sie beginnen an der Wade, streichen mit der Bürste bis zum Knie und massieren das Kniegelenk mit kreisenden Bewegungen. Dann sind die Oberschenkel dran: Streichen Sie vom Knie zum Po (immer zum Herzen hin) über den Oberschenkel. Po und Bauch werden dann mit kreisenden Bewegungen massiert. Genauso der Rücken. Die Arme werden in Richtung Herz ausgestrichen. Zwischendurch müssen Sie die Bürste immer wieder einmal in das Wasser tauchen.

Diese Massage entspannt den ganzen Körper und sorgt für eine bessere Durchblutung. Auch der Kopf kann etwas von der Entspannung profitieren – die Kopfschmerzen werden zumindest ein wenig gelindert.

Krampfadern – das Leiden, das vor allem Frauen betrifft

Als Krampfadern bezeichnet man erweiterte, heraustretende Venen am Bein. Ihre Ursache: defekte Venenklappen. Das Blut staut sich in den Adern, weil es nicht mehr ungehindert zum Herzen fließen kann. Wenn Krampfadern Beschwerden machen, sollten Sie unbedingt den Arzt aufsuchen. Sonst können Sie Ihre Beine auch mit Apfelessig verwöhnen.

Apfelessig-Einreibungen

Geben Sie jeden Morgen und jeden Abend etwas Apfelessig in die Handfläche und reiben Sie die Beine damit gründlich ein. Achten Sie immer darauf, herzwärts zu streichen, um den Blutfluss aus den Beinen zum Herzen zu fördern.

APFELESSIG-DRINK

2 Teelöffel Apfelessig
1 Teelöffel Honig
0,2 Liter Wasser

Vermischen Sie die Zutaten gut und trinken Sie diese Mischung jeden Morgen nach dem Aufstehen. Der Apfelessig fördert die Fließfähigkeit des Blutes und stärkt das Gewebe.

APFELESSIG-WICKEL

1 Liter Wasser
0,1 Liter Apfelessig
4 Baumwolltücher
1 Gummiunterlage für das Bett

Mit dem Apfelessig-Wasser zwei der Baumwolltücher tränken, die Sie dann gut auswringen und um die Beine schlingen. Wickeln Sie die zwei anderen Baumwolltücher um die feuchten Tücher und legen Sie sich ins Bett, in das Sie zuvor die Gummiunterlage gepackt haben, damit die Matratze nicht nass wird. Lassen Sie die Wickel über Nacht einwirken; dabei am besten die Füße auf einem Kissen am

Fußende etwas hoch lagern. So kann das Blut aus den Venen am besten zum Herzen fließen.

Hilfe für den schwachen Kreislauf

Eine Reihe von Menschen, vor allem junge Frauen, leiden unter einem schwachen Kreislauf. Oft ist niedriger Blutdruck die Ursache. Falls Sie starke Kreislaufbeschwerden haben, ist es unerlässlich, den Arzt aufzusuchen, denn manchmal ist auch eine Krankheit daran schuld. In jedem Fall sollte der Ursache auf den Grund gegangen werden. Sonst ist Apfelessig ein hervorragendes Mittel zur Stärkung des Kreislaufs.

APFELESSIG-DRINK

2 Teelöffel Apfelessig
1 Teelöffel Honig
0,2 Liter Wasser

Rühren Sie sich jeden Morgen aus den oben genannten Zutaten einen Apfelessig-Drink an und trinken Sie ihn noch vor dem Frühstück.

Die Mischung aus Vitaminen und Mineralstoffen im Apfelessig stärkt den Kreislauf, wenn Sie den Apfelessig-Drink regelmäßig zu sich nehmen.

WECHSELWARMES APFELESSIG-FUSSBAD

3 Liter kaltes Wasser
3 Liter warmes Wasser (35–37 °C)
2 Schüsseln
0,4 Liter Apfelessig

Geben Sie das kalte und das warme Wasser jeweils in eine der Schüsseln und gießen Sie je 0,2 Liter Apfelessig hinzu. Tauchen Sie Ihre Füße für drei Minuten in das warme Apfelessig-Wasser, anschließend 20 Sekunden lang in das kalte Wasser. Diesen Wechsel führen Sie drei- bis viermal durch. Ganz zum Schluss ist das kalte Fußbad an der Reihe. Dann müssen Sie die Füße gut abtrocknen und warme Socken anziehen. Das wechselwarme Apfelessig-Fußbad regt die Durchblutung und damit auch den Kreislauf an.

Magenbeschwerden natürlich behandeln

Magenbeschwerden sind gar nicht so selten. Meistens haben sie harmlose Ursachen – z. B. zu fettes Essen oder unverträgliche Nahrungsmittel. Halten sie jedoch über einen längeren Zeitraum an oder sind die Schmerzen sehr stark, sollte der Arzt zu Rate gezogen werden, vor allem wenn heftige Koliken auftreten. In allen anderen Fällen können Sie jedoch gerne das natürliche Heilmittel Apfelessig einsetzen.

Eines jedoch noch vorweg: Bei manchen Menschen mit Magenproblemen kann der Apfelessig die Beschwerden noch verschlimmern. Wenn Sie merken, dass Sie den Essig nicht vertragen, lassen Sie ihn bitte weg.

APFELESSIG-BAUCHWICKEL

0,1 Liter Apfelessig
1 Liter heißes Wasser
2 große Baumwolltücher

Geben Sie den Apfelessig in das Wasser und tauchen Sie eines der Baumwolltücher hinein. Wringen Sie es gut aus und legen Sie sich den warmen Wickel auf den Bauch. Schlingen Sie das zweite Baumwolltuch um den Rumpf, um einerseits den Wickel zu befestigen und andererseits das Bettzeug davor zu schützen, nass zu werden. Denn natürlich sollten Sie sich mit diesem Wickel ins warme Bett legen und eine Zeit lang ausruhen.

Achtung: Ist der Wickel abgekühlt, müssen Sie ihn sofort entfernen.

APFELESSIG-KÜMMELTEE

1 Teelöffel zerstoßener Kümmel
0,2 Liter kochendes Wasser
1 Teelöffel Apfelessig

Geben Sie den Kümmel in eine Tasse und übergießen Sie ihn mit dem kochenden Wasser. Lassen Sie den Tee 10 bis 15 Minuten lang ziehen, geben Sie die Flüssigkeit nun durch ein Sieb, fangen sie in einer anderen Tasse auf und rühren den Apfelessig darunter. Den Tee trinken Sie in kleinen Schlucken. Er hat eine sehr beruhigende Wirkung auf den Magen.

Hilfe, meine Regel naht! – Menstruationsbeschwerden

Viele Frauen fürchten sich vor dem Einsetzen der nächsten Regelblutung, weil sie – zumindest an den ersten Tagen – unter heftigen Unterleibskrämpfen leiden oder sich aus anderen Gründen unwohl fühlen. Apfelessig kann die Menstruationsbeschwerden erträglicher machen.

APFELESSIG-HONIG-DRINK

2 Teelöffel Apfelessig
1 Teelöffel Honig
0,2 Liter Wasser

Vermischen Sie alle Zutaten des Apfelessig-Honig-Drinks miteinander und nehmen Sie ihn jeden Tag nach dem Aufstehen zu sich. Die Vitalstoffe im Apfelessig stärken den Körper und helfen die Regelschmerzen besser zu ertragen. Allerdings sollten Sie den Essig-Trunk vier Tage vor der Menstruation absetzen, denn sonst kann sich die Regelblutung verschieben.

WARMER APFELESSIG-WICKEL

0,1 Liter Apfelessig
1 Liter heißes Wasser in der Wärmeflasche
2 Baumwolltücher

Geben Sie den Apfelessig in das heiße Wasser und tauchen Sie ein Baumwolltuch hinein. Wringen Sie es gut aus und legen Sie es sich auf den Unterleib oder den Rücken. Darauf legen Sie nun noch die Wärmflasche. Schlingen Sie das zweite, trockene Baumwolltuch darum und lassen Sie den Wickel 30 Minuten lang einwirken. Diese Anwendung löst die Unterleibskrämpfe.

KAMILLEN-APFELESSIG-TEE

2 Teelöffel Kamillenblüten
0,2 Liter Wasser
1 Teelöffel Apfelessig

Geben Sie die Kamillenblüten in eine Tasse und übergießen Sie sie mit kochendem Wasser. Lassen Sie den Aufguss zehn Minuten lang ziehen und seihen Sie dann die

Blüten ab. Mischen Sie den Apfelessig unter den Tee und nehmen Sie ihn in kleinen Schlucken zu sich. Sowohl der Essig als auch die Kamille wirkt krampflösend.

Iiih, ich habe Mundgeruch!

Mundgeruch ist äußerst unangenehm, zum Glück jedoch harmlos. In den meisten Fällen sind die Nahrungsmittel (z. B. Zwiebeln), die wir zu uns genommen haben, schuld am Mundgeruch. Mundgeruch kann aber auch auf Karies und Magenprobleme hindeuten. Wenn Sie also ständig unter Mundgeruch leiden, gehen Sie am besten erst einmal zum Zahnarzt. Mundgeruch können Sie zusätzlich mit Apfelessig entgegenwirken.

APFELESSIG-MUNDSPÜLUNG

0,2 Liter lauwarmes Wasser
3 Teelöffel Apfelessig

Mischen Sie das Wasser und den Apfelessig und spülen Sie sich damit mehrmals gründlich den

Mund aus – die Flüssigkeit in diesem Fall nicht herunterschlucken. Bitte putzen Sie sich nach dieser Mundspülung unbedingt die Zähne, denn die Säure im Essig kann den Zahnschmelz angreifen. Sie werden sehen: Mit Mundgeruch werden Sie nun keine größeren Probleme mehr haben.

Wenn die Muskeln krampfen ...

... liegt das meistens daran, dass wir uns zu ungesund ernähren, dass wir zu wenig Vitamine und Mineralstoffe mit der Nahrung aufnehmen. Vor allem ein Mangel an Magnesium, Kalzium und Kalium ruft Muskelkrämpfe hervor. Auch bei größeren Anstrengungen geht dem Körper eine erhebliche Menge dieser Mineralstoffe durch das Schwitzen verloren.
Sie können den Mineralstoffmangel jedoch zumindest teilweise ausgleichen, wenn Sie Apfelessig zur Hand haben.

Tipp
Stellen Sie außerdem Ihre Ernährung um.

APFELESSIG-MIX-DRINK

2 Teelöffel Apfelessig
1 Teelöffel Honig
0,2 Liter Wasser

Nehmen Sie jeden Morgen einen Drink aus den oben genannten Zutaten zu sich. Sie beugen damit einem Mineralstoffmangel vor. Wenn vermehrte Anstrengungen (z. B. eine längere Rad- oder Wandertour) vor Ihnen liegen, bereiten Sie doch einfach eine größere Menge des Apfelessig-Drinks zu – den Honig lassen Sie in diesem Fall jedoch weg, denn dann kann das Getränk den Durst besser löschen. Sie können immer wieder zwischendurch einen Schluck aus der Flasche nehmen, um Ihren „Mineralstoffvorrat" wieder aufzufüllen.

Tipp

Falls sich bereits Muskelkrämpfe eingestellt haben, sollten Sie einmal eine Apfelessig-Muskelmassage ausprobieren. Geben Sie ein wenig Apfelessig in die Handfläche und reiben Sie die Muskeln leicht damit ein. Anschließend schütteln Sie sie mit den Händen leicht durch. Dadurch lockern Sie die Muskeln und der Apfelessig fördert zusätzlich die Durchblutung.

Die Nase blutet schon wieder!

Vor allem bei Kindern kommt es häufig vor: das Nasenbluten. Es mag zwar gefährlich aussehen, ist aber völlig harmlos. Meistens sind aufgekratzte oder aufgeplatzte Äderchen in der Nase daran schuld. Wenn es sehr häufig zum Nasenbluten kommt, sollten Sie den Arzt aufsuchen. „Erste Hilfe" können Sie mit Apfelessig leisten.

APFELESSIG-KOMPRESSE

0,2 Liter Apfelessig
1 Mullkompresse
2 Eiswürfel

Tränken Sie die Mullkompresse mit dem Apfelessig und wickeln Sie die Eiswürfel darin ein. Legen Sie nun die Kompresse in Ihren Nacken und warten Sie etwas ab. Im Normalfall müsste die Blutung innerhalb kürzester Zeit aufhören.

APFELESSIG-NASENSTOPFEN

2 Wattebäusche
1 bis 2 Esslöffel Apfelessig

Die Wattebäusche mit dem Apfelessig tränken und in die Nasenlöcher stecken. Ist die Blutung gestoppt, entfernen Sie die Watte wieder.
Falls das Nasenbluten auch nach dieser Maßnahme nicht aufhören will, gehen Sie zum Arzt.

Kleine Nierensteine mit Apfelessig behandeln

Wissen Sie, was genau ein Nierenstein ist? Genau! Ein aus Kalksalzen bestehender, kleiner Kristall, der sich meistens irgendwo im Nierenbecken oder in der Blase gebildet hat. Nierensteine können heftige Schmerzen hervorrufen und Nieren sowie Harnleiter schädigen. Deshalb müssen Sie etwas gegen sie unternehmen – natürlich mit der Hilfe des Arztes. Stellt er fest, dass Sie unter winzigen Nierensteinen aus Kalziumoxalat leiden, können Sie zusätzlich zur vom Arzt empfohlenen Behandlung Apfelessig einsetzen. Die Essigsäure kann dazu beitragen, dass sich die Kalziumoxalatsteine auflösen.

APFELESSIG-DRINK

3 Teelöffel Apfelessig
0,2 Liter Wasser

Nehmen Sie das Mix-Getränk aus Apfelessig und Wasser drei- bis viermal täglich zu sich. Dann kann sich die Säure in den Nieren und der Blase etwas anreichern und eventuell dazu beitragen, dass sich die Steine auflösen. Außerdem hilft die große Flüssigkeitszufuhr dabei, die Steine aus dem Körper auszuschwemmen.

Wenn die Ohren schmerzen ...

... sollten Sie in jedem Fall zum Arzt gehen. Nicht selten ist nämlich eine Mittelohrentzündung daran schuld, die der sofortigen Behandlung bedarf. Sie können die Schmerzen aber zusätzlich noch durch Apfelessig lindern.

WARME APFELESSIG-KOMPRESSEN

0,2 Liter Wasser
0,2 Liter Apfelessig
1 Mullkompresse
1 Schal oder Tuch

Schütten Sie das Wasser und den Apfelessig in einen Topf und erhitzen Sie die Flüssigkeit. Die Mullkompresse mit der Mischung tränken und auf das schmerzende Ohr legen (wenn beide Ohren betroffen sind, brauchen Sie natürlich zwei Kompressen). Binden Sie den Schal oder das Tuch nun um den Kopf, damit die Kompressen nicht verrutschen. Entfernen Sie die Kompressen wieder, wenn sie abgekühlt sind. Sie können Sie dann auch gern erneuern.

APFELESSIG-DAMPFBAD

1 Liter Wasser
0,3 Liter Apfelessig

Geben Sie das Wasser und den Essig in einen Topf und erhitzen Sie die Mischung. Schütten Sie sie in eine Schüssel und halten Sie das schmerzende Ohr darüber, sodass die Dämpfe zum Ohr aufsteigen – Vorsicht, heiß! Legen Sie ein Handtuch über Ihren Kopf, damit die Dämpfe nicht entweichen können und führen Sie das Dampfbad so lange durch, bis das Apfelessig-Wasser abgekühlt ist. Die Essigdämpfe mit ihrer antibakteriellen Wirkung desinfizieren das Ohr.

ZWIEBEL-APFELESSIG-WICKEL

2 Zwiebeln
3 Teelöffel Apfelessig
1 kleines Baumwolltuch
1 Tuch oder Schal

Schälen Sie die Zwiebeln und hacken Sie sie in kleine Stücke. Dann geben Sie sie in einen Topf, fügen den Apfelessig hinzu und erhitzen die Mischung. Schütten Sie die Mischung nun auf das Baumwolltuch und wickeln Sie sie darin ein. Legen Sie sie auf das schmerzende Ohr und umwickeln Sie den Kopf mit dem Tuch oder Schal, damit der Wickel schön fest sitzt. Wenn der Wickel abgekühlt ist, müssen Sie ihn entfernen.

Osteoporose – der heimliche Knochenschwund

Osteoporose ist eine Krankheit, die meistens erst im Alter auftritt. Vor allem Frauen nach den Wechseljahren sind gefährdet an Osteoporose zu erkranken. Bei dieser Krankheit geht die Knochenmasse stärker zurück als normal – die Gefahr von Knochenbrüchen (und damit von Invalidität) steigt. Natürlich können Sie mit Apfelessig die Osteoporose nicht heilen, Sie können ihr aber vorbeugen. Denn Apfelessig enthält eine Reihe von Mineralstoffen, die für den Knochenaufbau wichtig sind – vor allem Kalzium und Magnesium. Auch wenn Sie bereits an Osteoporose erkrankt sind, kann der Mineralstofflieferant Apfelessig helfen.

APFELESSIG-MIX-DRINK

2 Teelöffel Apfelessig
1 Teelöffel Honig
0,2 Liter Wasser

Mischen Sie die Zutaten für das Getränk miteinander und nehmen Sie es jeden Morgen nach dem Aufstehen zu sich. Die in dem Drink enthaltenen Mineralstoffe stärken Ihre Knochen und Ihre Konstitution insgesamt.

Der gestörte Schlaf

Eine ganze Reihe von Menschen leiden unter Einschlaf- und Durchschlafstörungen. Viele können sich nicht richtig entspannen, wenn sie im Bett liegen, die Alltagssorgen machen ihnen weiterhin zu schaffen. Kein Wunder, dass sie nicht richtig schlafen können! Es gibt aber auch andere Ursachen für Schlafstörungen, z. B. Schnarchen mit Atemaussetzern, Apnö genannt. Wenn Sie auch mit Hilfe von Apfelessig nicht zu einem gesunden Schlaf finden und sich morgens noch immer müde und gerädert fühlen, sollten Sie besser einmal den Arzt aufsuchen!

APFELESSIG-HONIG-DRINK

2 Teelöffel Apfelessig
3 Teelöffel Honig
0,2 Liter lauwarmes Wasser

Vermischen Sie den Essig mit dem Wasser und achten Sie darauf, dass sich der Honig weitgehend in der Flüssigkeit löst. Diesen Entspannungs-Drink nehmen Sie abends vor dem Schlafengehen zu sich. Er beruhigt und trägt dazu bei, dass Sie besser einschlafen können. Oft hilft auch ein Apfelessig-Vollbad.

APFELESSIG-VOLLBAD

Lassen Sie die Badewanne mit warmem Wasser (37–38 °C) volllaufen und geben Sie 0,3 Liter Apfelessig an das Badewasser. Legen Sie sich in die Wanne, schließen Sie die Augen und versuchen Sie sich zu entspannen. Nach zehn Minuten beenden Sie das Bad, trocknen sich gut ab, ziehen sich einen kuscheligen Pyjama über und legen sich ins Bett. Jetzt sollte es Ihnen leicht fallen einzuschlafen.

HONIG-APFELESSIG-MISCHUNG

3 Teelöffel Apfelessig
1 Glas dünnflüssiger Honig

Rühren Sie den Apfelessig unter den Honig. Bevor Sie ins Bett gehen, nehmen Sie zwei Teelöffel dieser Mischung zu sich. Lassen Sie die Mischung in einem Glas mit Schraubverschluss auf dem Nachtisch stehen. Falls Sie nachts aufwachen, können Sie einen weiteren Teelöffel dieser beruhigenden Mischung einnehmen.

Hicks, Schluckauf

Schluckauf ist an sich harmlos, nur wenn er zu lange dauert, kann er äußerst lästig werden. Er entsteht, wenn sich das Zwerchfell ruckartig zusammenzieht. Mit Hilfe von Apfelessig können Sie jedoch gegen den Schluckauf vorgehen.

APFELESSIG-SCHLUCKAUF-MITTEL

2 Esslöffel Apfelessig
0,2 Liter Wasser
3 Esslöffel Honig

Geben Sie den Apfelessig in das Wasser und mischen Sie danach den Honig darunter. Trinken Sie nun diese Mischung in kleinen Schlucken. Der Schluckauf müsste bald vorbei sein.

APFELESSIG-EISWÜRFEL

2 Esslöffel Apfelessig
0,2 Liter Wasser
1 Eiswürfelbereiter

Die Apfelessig-Eiswürfel sollten Sie bereits im Haus haben, wenn Sie Schluckauf bekommen. Schließlich dauert es zu lange, sie zuzubereiten. Geben Sie den Apfelessig zum Wasser hinzu, schütten Sie die Flüssigkeit in den Eiswürfelbereiter (eine Plastikschale mit Einbuchtungen) und stellen Sie das Ganze ins Tiefkühlfach Ihres Kühlschranks. Wenn Sie Schluckauf haben, können Sie einen der Eiswürfel herausnehmen und lutschen. Oft legt sich der Schluckauf nach kürzester Zeit.

Wenn die Nase läuft: Schnupfen

Lästig ist er: der Schnupfen, der zu einer Erkältung unweigerlich dazugehört. Wenn die Nase heftig läuft, verbraucht man Unmengen von Taschentüchern, ist sie dann irgendwann verstopft, fällt das Durchatmen schwer. Gehen Sie doch einfach mit Apfelessig gegen den nächsten Schnupfen vor – dann brauchen Sie sich nicht so sehr zu quälen.

APFELESSIG-KOCHSALZ-DAMPFBAD

1 Liter Wasser
10 Gramm Kochsalz
4 Teelöffel Apfelessig

Bringen Sie das Wasser in einem Topf zum Kochen und lösen Sie das Salz darin. Geben Sie dann den Apfelessig hinzu und schütten Sie die Flüssigkeit in eine Schüssel. Halten Sie Ihr Gesicht über die Schüssel, aber vorsichtig, dass Sie sich nicht verbrühen. Legen Sie ein Handtuch über ihren Kopf und atmen Sie die heißen Dämpfe ein.

Das Dampfbad sorgt dafür, dass die Schleimhäute in der Nase rascher abschwellen und Sie besser durchatmen können. Der Apfelessig trägt mit seiner desinfizierenden Wirkung dazu bei, dass die Krankheitserreger abgetötet werden.

APFELESSIG-TÜCHER

0,1 Liter Apfelessig
1 Liter Wasser
1 großes Baumwolltuch

Mischen Sie den Apfelessig und das Wasser und tauchen Sie das Baumwolltuch hinein. Wringen Sie das Tuch gut aus und hängen Sie es in dem Zimmer auf, in dem Sie schlafen. Das Tuch hält die Luft schön feucht und sorgt dafür, dass Sie besser durchatmen können.

APFELESSIG-MEERRETTICH-WICKEL

1 Stück Meerrettich
(ca. 2 Zentimeter)
1 kleines Baumwolltuch
2 Teelöffel Apfelessig
1 größeres Tuch

Reiben Sie den Meerrettich mit einer Küchenreibe und geben Sie ihn auf das kleine Tuch. Fügen Sie den Apfelessig hinzu und schließen Sie das Tuch um Meerrettich und Apfelessig. Legen Sie diesen Wickel in den Nacken und befestigen Sie ihn mit dem zweiten Tuch, damit er nicht verrutscht. Lassen Sie den Wickel dort etwa 30 Minuten, bevor Sie ihn wieder abnehmen. Dieser Wickel erleichtert Ihnen das Durchatmen.

Apfelessig gegen Schuppenflechte

Schuppenflechte ist eine sehr unangenehme Hauterkrankung, denn die großen, roten Flecken mit den weißen Schuppen, die sich auf der Haut zeigen, sind sehr auffällig. Auch wenn diese Krankheit keine körperlichen Beschwerden bereitet und nicht ansteckend ist, belastet sie die Betroffenen sehr. In jedem Fall sollten Sie zum Arzt gehen, wenn Sie unter Schuppenflechte leiden. Zusätzlich können Sie Apfelessig gegen die Krankheit einsetzen. Er stärkt und stabilisiert den Säureschutzmantel der Haut.

APFELESSIG-VOLLBAD

0,1 Liter Apfelessig
0,2 Liter Milch
1 Teelöffel Olivenöl

Lassen Sie Ihre Badewanne mit ca. 35 °C warmem Wasser voll laufen. Geben Sie den Apfelessig, die Milch und das Olivenöl in das Badewasser und legen Sie sich für zehn Minuten in die Wanne.
Die Badezusätze sorgen dafür, dass die Haut nicht weiter austrocknet. Dennoch sollten Sie sich darüber hinaus nach dem Bad gründlich eincremen – vielleicht mit einer vom Arzt verordneten Creme.

WECHSELWARME APFELESSIG-WASCHUNGEN

1 Liter kaltes Wasser
1 Liter warmes Wasser
6 Esslöffel Apfelessig

Geben Sie je drei Esslöffel Apfelessig in das warme und kalte Wasser und waschen Sie die befallenen Hautstellen abwechselnd mit warmem und mit kaltem Apfelessig-Wasser.

Drei- oder viermal sollten Sie den Wechsel schon durchführen. Den Abschluss bildet eine Waschung mit kaltem Wasser.

Apfelessig in der Schwangerschaft

Nicht alles, was für die werdende Mutter gut ist, ist auch für das Kind gut. Beim Apfelessig ist das anders. Dieses natürliche Heilmittel können Sie während aller Stadien der Schwangerschaft unbesorgt anwenden. Es schadet Ihrem Kind nicht – im Gegenteil: Apfelessig tut ihm sogar gut!

APFELESSIG-DRINK

2 Teelöffel Apfelessig
1 Teelöffel Honig
0,2 Liter Wasser

Mischen Sie alle Zutaten für den Apfelessig-Drink gut miteinander und nehmen Sie ihn jeden Morgen nach dem Aufstehen zu sich. Die Vitamine und Mineralstoffe, die in dem Getränk enthalten sind, stärken einerseits die Konstitution der

Mutter, andererseits ist eine ausreichende Zufuhr der im Essig enthaltenen Vitalstoffe auch für die Entwicklung des Kindes unerlässlich. Der Apfelessig-Drink kann Ihnen sogar helfen, wenn Sie in den ersten Monaten der Schwangerschaft unter Morgenübelkeit leiden. Trinken Sie – noch im Bett liegend – den Apfelessig-Drink und Sie werden sehen: Bald geht es Ihnen besser!

APFELESSIG GEGEN
SCHWANGERSCHAFTS-
STREIFEN

4 Esslöffel Olivenöl
1 Teelöffel Apfelessig

Der Bauch einer Schwangeren muss viel aushalten: Die Haut dehnt sich bis zum Ende der Schwangerschaft kräftig – kein Wunder, dass es da leicht zu Bindegewebsrissen, den so genannten Schwangerschaftsstreifen, kommt. Sie können diesen hässlichen Streifen mit Apfelessig bis zu einem gewissen Grad vorbeugen. Mischen Sie das Olivenöl mit dem Apfelessig und tragen Sie das Gemisch ab dem vierten Schwangerschaftsmonat regelmäßig auf den Bauch auf. Nun heben Sie kleine Hautpartien ab und massieren die Mischung gut ein. Lassen Sie sie dann rasch wieder zurückschnellen.
Die Haut wird durch diese Massage elastischer. Völlig vermeiden lassen sich Schwangerschaftsstreifen durch diese Massage leider auch nicht.

Tipp
Im Laufe der Schwangerschaft sammelt sich bei vielen Frauen Wasser im Gewebe an, vor allem in den Beinen und Füßen. Diese Wassereinlagerungen sind im Prinzip ungefährlich und gehen nach der Schwangerschaft auch wieder zurück, sprechen Sie aber trotzdem einmal mit Ihrem Frauenarzt darüber.
Etwas Erleichterung verschaffen Ihnen Massagen mit gekühltem Apfelessig. Reiben Sie Ihre Beine und Füße nach einem langen Tag mit Apfelessig ein. Er fördert die Durchblutung und lindert Schmerzen.

Hilfe bei Schweißausbrüchen

Schweißausbrüche treten immer in den ungünstigsten Momenten auf: wenn man aufgeregt ist oder etwas Wichtiges zu erledigen hat. In den wenigsten Fällen deuten Schweißausbrüche auf eine Krankheit hin, doch wenn Sie sehr häufig darunter leiden, sollten Sie in jedem Fall einmal den Arzt aufsuchen. Abhilfe leistet bei Schweißausbrüchen aber auch Apfelessig.

APFELESSIG-HONIG-DRINK

2 Teelöffel Apfelessig
1 Teelöffel Honig
0,2 Liter Wasser

Mischen Sie alle Zutaten für den Apfelessig-Honig-Drink. Trinken Sie ihn jeden Morgen vor dem Frühstück. Dieser Drink versorgt Sie mit wichtigen Mineralstoffen und Vitaminen, die dazu beitragen, die Schweißproduktion zu stabilisieren. Der Grund: Sie sorgen für eine kontinuierliche Ableitung von Stoffwechselabbauprodukten aus den Körperzellen, die

auch durch das Schwitzen ausgeschieden werden, und wirken beruhigend auf das vegetative Nervensystem, das uns in Stresssituationen im wörtlichen Sinne in Schweiß versetzt.

APFELESSIG-DEO

0,2 Liter Mineralwasser
3 Teelöffel Apfelessig
1 Pumpzerstäuber

Mischen Sie das Wasser und den Essig und füllen Sie die Mischung in den Zerstäuber. Verwenden Sie das Apfelessig-Deo öfter einmal zwischendurch. Es hemmt die Schweißproduktion und die Entstehung unangenehmer Gerüche.

APFELESSIG-ABWASCHUNG

0,2 Liter Apfelessig
1 Liter lauwarmes Wasser

Gießen Sie den Essig in das Wasser und waschen Sie Ihren Körper jeden Morgen mit dieser Mischung ab. Der Essig hilft, die Schweißproduktion zu bremsen.

Schwielen an den Händen ...

... zeugen zwar meist von harter Arbeit, doch ansehnlich und angenehm sind sie nicht. Wenn Sie störende Hornhautschwielen haben, sollten Sie einmal folgende Apfelessig-Anwendung ausprobieren, jedoch vorzugsweise abends, wenn Sie nicht mehr aus dem Haus gehen. Warum, werden Sie schon sehen!

APFELESSIG-KNOBLAUCH-AUFLAGE

2 Knoblauchzehen
1 Streifen Gaze
2 Teelöffel Apfelessig
1 Baumwolltuch

Knoblauchzehen zunächst schälen, dann zerhacken und durch die Knoblauchpresse geben. Schütten Sie den Brei nun auf die Gaze und fügen Sie den Apfelessig hinzu. Umwickeln Sie die Schwiele mit der Gazeauflage und befestigen Sie sie mit dem Tuch – in manchen Fällen tut es auch ein großes Pflaster. Lassen Sie die Auflage über

Nacht einwirken, waschen Sie sich am nächsten Morgen gründlich und nehmen Sie die Prozedur auch am folgenden Abend wieder in Angriff. Nach fünf bis sechs Tagen sollte sich die Schwiele in warmem Wasser von selbst ablösen.

APFELESSIG-ZITRONEN-MISCHUNG

2 Esslöffel Zitronensaft
1 Esslöffel Salz
1 Teelöffel Apfelessig
1 Gazestreifen

Mischen Sie den Zitronensaft mit dem Salz und dem Apfelessig und geben Sie die Mischung auf die Schwiele, die Sie gern loswerden möchten – die umliegende Haut sollte von der Mischung verschont bleiben. Legen Sie den Gazestreifen darauf und kleben Sie ihn mit Pflaster fest. Lassen Sie die Mischung über Nacht einwirken. Auch bei dieser Anwendung sollte sich die Schwiele nach einigen Tagen lösen oder zumindest lösen lassen.

73

„Mir ist so häufig schwindelig!"

Schwindelgefühle treten oft bei jungen Frauen mit niedrigem Blutdruck auf, z. B. wenn Sie aus dem Liegen oder Sitzen aufstehen. Das ist nicht weiter schlimm, aber sehr lästig – schließlich dreht sich die Welt um einen herum für einen Augenblick, und wer mag das schon? Sollten Sie jedoch häufig unter Schwindelgefühlen leiden oder sollte Ihnen auch zu anderen Gelegenheiten öfter einmal schwindelig werden, ist es sinnvoll, zum Arzt zu gehen. Selten kann hinter den Schwindelgefühlen nämlich auch eine Erkrankung stecken. Den anderen kann Apfelessig gute Dienste im „Kampf" gegen die Schwindelgefühle leisten.

APFELESSIG-HONIG-DRINK

2 Teelöffel Apfelessig
1 Teelöffel Honig
0,2 Liter Wasser

Mischen Sie den Apfelessig-Drink abends vor dem Schlafengehen, füllen Sie ihn in eine verschließbare Trinkflasche und nehmen Sie ihn morgens als Erstes – noch vor dem Aufstehen – zu sich. Der Apfelessig-Honig-Drink regt die Lebensgeister an, das heißt er bringt den Kreislauf schon in Schwung, bevor Sie noch aufgestanden sind. Sie werden feststellen, dass Ihnen nach dem Genuss dieses Getränks weniger oft schwindelig wird und dass Sie leichter aufstehen können.

APFELESSIG-BÜRSTENMASSAGE

1 Liter lauwarmes Wasser
0,2 Liter Apfelessig

Fügen Sie dem Wasser den Apfelessig hinzu und stellen Sie sich in die Dusche oder Badewanne. Tauchen Sie eine Körperbürste in das Apfelessig-Wasser und beginnen Sie mit einer Körpermassage, mit der Sie an den Füßen anfangen und sich immer weiter nach oben, bis zu den Armen und den Schultern, vorarbeiten. Achten Sie darauf, dass Sie immer zum Herzen hin bürsten. Denn nur so wird der Kreislauf richtig angeregt und

Ihnen wird nicht mehr so rasch schwindelig. Der Apfelessig auf der Haut tut sein Übriges: Er fördert die Durchblutung und bringt damit den Kreislauf in Schwung.

Das Brennen hinterm Brustbein: Sodbrennen

Sodbrennen kommt zustande, wenn Magensäure in die Speiseröhre zurückläuft. Diese Magensäure ist sehr aggressiv und verletzt die Speiseröhreninnenwand. Das macht sich als so genanntes Sodbrennen bemerkbar. Sodbrennen kommt vor allem während der Schwangerschaft häufiger vor, wenn das Kind auf den Magen der Mutter drückt. Doch auch bestimmte, von Mensch zu Mensch unterschiedliche Speisen können Sodbrennen hervorrufen. Falls das Sodbrennen jedoch häufig auftritt, sollten Sie unbedingt einmal zum Arzt gehen und sich untersuchen lassen. Kommt es nur hin und wieder zu Sodbrennen, können Sie problemlos auch Apfelessig zur Linderung der Beschwerden verwenden – auch in der Schwangerschaft.

APFELESSIG-DRINK

2 Teelöffel Apfelessig
0,2 Liter Wasser

Mischen Sie den Apfelessig und das Wasser und trinken Sie diese Mischung vor jeder Mahlzeit. Dieses Rezept hilft Sodbrennen vorzubeugen.

Vorsicht, Sonnenbrand!

Dass Sonnenbrand der Haut schadet, ist mittlerweile allgemein bekannt. Aus diesen Grund sollten Sie sich und vor allem auch Ihre Kinder so gut wie möglich vor Sonnenbrand schützen, indem Sie sich z. B. im Sommer oder während des Urlaubs in südlichen Ländern mittags nicht in der prallen Sonne aufhalten und sich auch nicht ungeschützt (das heißt ohne Sonnenschutzcreme mit hohem Lichtschutzfakter) in die Sonne legen. Besser ist es noch, sich vorwiegend im Schatten aufzuhalten und zum Schutz ein T-Shirt oder Ähnliches überzuziehen (doch Vorsicht, manche Kleidungsstücke lassen UV-Strahlen durch).

Leider nützen auch diese ganzen Vorsichtsmaßnahmen manchmal nichts – hin und wieder sind doch Hautpartien von Sonnenbrand betroffen. So lange es sich um einen leichten Sonnenbrand handelt, der zwar schmerzt, aber nicht mit Schüttelfrost einhergeht, können Sie ihn mit Apfelessig behandeln. Apfelessig mit seiner desinfizierenden und kühlenden Wirkung verschafft rasche Erleichterung bei Sonnenbrand! Bewahren Sie daher im Sommer den Essig stets im Kühlschrank auf.

KÜHLENDE APFELESSIG-UMSCHLÄGE

1 Liter kaltes Wasser
0,1 Liter Apfelessig
Baumwolltücher

Mischen Sie Wasser und Apfelessig und tauchen Sie ein Baumwolltuch hinein, das Sie anschließend auswringen. Bedecken Sie die verbrannte Haut mit diesem Umschlag und lassen Sie ihn so lange dort liegen, bis er sich erwärmt hat. Sie können danach sofort einen weiteren Umschlag anlegen.

Wenn ein Gelenk verstaucht ist ...

... sollten Sie zum Arzt gehen, falls Sie unter sehr großen Schmerzen leiden oder sich eine starke Schwellung zeigt. Für einfache Verstauchungen steht Ihnen auch das Hausmittel Apfelessig zur Verfügung.

KALTE APFELESSIG-UMSCHLÄGE

1 Liter Wasser
0,1 Liter Apfelessig
1 Baumwolltuch oder
1 Mullkompresse
1 Plastikbeutel

Geben Sie den Apfelessig zum Wasser hinzu und tränken Sie das Tuch bzw. die Kompresse in der Flüssigkeit. Nehmen Sie einen kleinen Plastikbeutel, in den Sie das feuchte Tuch packen und legen Sie ihn in das Eisfach Ihres Kühlschranks. Lassen Sie ihn ein wenig abkühlen und wickeln Sie den kalten Umschlag dann um das verstauchte Gelenk. Am besten, Sie binden den Umschlag mit einem weiteren Tuch fest, damit er sich nicht lockert.

Falls Sie den Umschlag möglichst schnell anlegen wollen, können Sie auch zwei bis drei Eiswürfel in das Baumwolltuch wickeln, statt es ins Eisfach zu legen.

Stellen Sie das Gelenk – zumindest für die Dauer der Behandlung – ruhig.

Wenn es mit der Verdauung nicht so klappt: Verstopfung

Verstopfung gehört zu den häufigsten Beschwerden unserer Zeit. Kein Wunder, nehmen die meisten von uns doch viel zu wenig Ballaststoffe mit der Nahrung zu sich. Diese Ballaststoffe füllen den Darm und sorgen dafür, dass die Darmpassage des Nahrungsbreis beschleunigt wird. Statt ballaststoffreiches Vollkornbrot zu essen, nehmen wir jedoch lieber Weißbrot zu uns, statt ballaststoffreiches Gemüse zur Hauptkomponente der Mahlzeit zu machen, verwenden wir es lieber als Beilage. Verständlich, dass es mit der Verdauung nicht immer so klappen

will! Allerdings spricht man erst von Verstopfung, wenn drei Tage lang kein Stuhlgang erfolgt ist – machen Sie sich also keine Sorgen, wenn Ihr Darm zwischendurch mal zwei Tage nicht so richtig arbeiten will.

Sie können die Darmtätigkeit jedoch auch regelrecht ankurbeln, indem Sie sich mehr bewegen, mehr Ballaststoffe zu sich nehmen und ... Apfelessig anwenden. Apfelessig enthält den Ballaststoff Pektin, der dafür sorgt, dass der Darm besser gefüllt ist, und somit die Darmpassage des Nahrungsbreis beschleunigt.

APFELESSIG-DRINK

3 Teelöffel Apfelessig
0,2 Liter Wasser

Rühren Sie den Apfelessig in das Wasser und nehmen Sie dies Getränk bei Verdauungsproblemen drei- bis viermal täglich zu sich. Damit tun Sie schon einiges, um Ihre Darmtätigkeit wieder anzukurbeln.

APFELESSIG-PFLAUMEN-MISCHUNG

6 Backpflaumen
0,2 Liter Wasser
2 Teelöffel Apfelessig

Legen Sie die Backpflaumen am Abend zuvor in das Glas mit Wasser, dem Sie den Apfelessig hinzufügen. Lassen Sie die Pflaumen über Nacht einweichen und nehmen Sie sie morgens vor dem Frühstück zu sich. Auch das Wasser sollten Sie trinken. Sie werden sehen, wie rasch dieses Rezept die Darmtätigkeit anregt!

APFELESSIG-BAD

0,4 Liter Apfelessig

Lassen Sie warmes Wasser (ca. 35 °C) in die Badewanne laufen und gießen Sie den Apfelessig hinzu. Bleiben Sie etwa zehn Minuten entspannt im warmem Wasser liegen, dann reiben Sie mit der Körperbürste sanft über die Bauchregion. Anschließend entspannen Sie sich fünf weitere Minuten im Badewasser. Diese äußerliche Apfelessig-Anwendung regt unter anderem auch durch die Wärme und die Massage ebenfalls die Darmtätigkeit an.

Warzen – die hässlichen Hautwucherungen

Warzen sind im Allgemeinen zwar harmlos, doch besonders attraktiv wirken sie nicht. Kein Wunder, dass man sie möglichst schnell wieder loswerden möchte. Entstanden sind sie durch die Infektion mit einem Virus, deshalb verschwinden sie nicht selten auch wieder. Mit Apfelessig können Sie diesen Vorgang beschleunigen.

APFELESSIG-ZITRONEN-TINKTUR

3 Esslöffel Apfelessig
1 Esslöffel Zitronensaft
1 Esslöffel Salz

Geben Sie den Apfelessig, den Zitronensaft und das Salz in ein Schraubglas und mischen Sie die Zutaten gut miteinander. Nehmen Sie ein wenig von der Tinktur und reiben Sie abends die Warze damit ein. Bedecken Sie sie mit einem Pflaster, denn die Tinktur soll über Nacht einwirken. Wenn Sie diese Behandlung mehrere Tage durchgeführt haben, müsste die Warze sich allmählich lösen.

APFELESSIG-ZWIEBEL-AUFLAGE

1 Zwiebel
2 Esslöffel Apfelessig
1 Mullbinde

Schälen Sie die Zwiebel und schneiden Sie sie in Scheiben. Tauchen Sie die Scheiben in Apfelessig, nehmen Sie eine Zwiebelscheibe und legen Sie sie abends auf die Warze. Umwickeln Sie die Apfelessig-Zwiebel-Auflage mit einer Mullbinde und lassen Sie sie über Nacht einwirken. Diese Prozedur müssen Sie ebenfalls über Tage durchführen, um Erfolg gegen die Warze zu haben.

Tipp
Achten Sie darauf, dass die umliegende Haut nichts von der Mischung abbekommt!

Die lästigen Beschwerden der Wechseljahre

Nicht alle, aber doch sehr viele Frauen zwischen 45 und 60 Jahren leiden unter ihnen: den Wechseljahr-Beschwerden, zu denen unter anderem Hitzewallungen mit Schweißausbrüchen, Stimmungsschwankungen und trockene Haut zählen. Der Grund: Der weibliche Körper stellt ganz allmählich die Funktion der Eierstöcke und damit die Produktion weiblicher Sexualhormone ein. Der Organismus muss sich auf diese veränderte „Hormonlage" jedoch erst einmal einstellen – er reagiert mit den oben genannten Beschwerden, die zwar harmlos, jedoch sehr belastend sind.

Gegen diese Beschwerden hilft eine Behandlung mit weiblichen Sexualhormonen, den Östrogenen, doch viele Frauen möchten ihrem Körper keine Hormone mehr zuführen, zumal mit der sogenannten Hormonersatztherapie zum Teil nicht ungefährliche, zumindest aber lästige Nebenwirkungen verbunden sein können. Auch in diesem Fall kann jedoch durch Apfelessig geholfen werden:

APFELESSIG-HONIG-DRINK

2 Teelöffel Apfelessig
1 Teelöffel Honig
0,2 Liter Wasser

Vermischen Sie alle Zutaten für den Drink miteinander und nehmen Sie ihn jeden Morgen auf nüchternen Magen zu sich. In den Wechseljahren ist eine ausreichende Vitamin- und Mineralstoffzufuhr ungeheuer wichtig – der Körper kann mit der Hormonumstellung dann wesentlich besser fertig werden.

Mit dem Apfelessig-Honig-Drink können Sie zumindest einen Teil des Vitamin- und Mineralstoffbedarfs decken.

Da Apfelessig auch Kalzium, den Knochenbaustein, enthält, trägt er dazu bei, vor Osteoporose, dem Knochenschwund, zu schützen, für den Frauen nach den Wechseljahren anfälliger sind.

APFELESSIG-SALBEI-BAD GEGEN HITZEWALLUNGEN

1/2 Tasse Salbeiblätter
1 Liter Wasser
0,2 Liter Apfelessig

Geben Sie die Salbeiblätter in eine Schüssel und übergießen Sie sie mit kochendem Wasser. Lassen Sie den Sud zugedeckt etwa zehn Minuten lang ziehen und gießen Sie ihn in das Badewasser, das zwischen 32–35 °C warm sein sollte. Auch den Apfelessig fügen Sie dem Badewasser bei. Dann legen Sie sich für zehn Minuten in die Wanne. Schließen Sie die Augen und versuchen Sie, sich vollkommen zu entspannen. Anschließend trocknen Sie sich gut ab und legen sich am besten noch für eine halbe Stunde hin. Dieses Bad sollten Sie selbstverständlich nicht während einer Hitzewallung durchführen. Der Salbei und der Apfelessig können dazu beitragen, dass der nächste Schweißausbruch, der mit einer Hitzewallung einhergeht, weniger stark ausgeprägt ist.

JOHANNISKRAUTESSIG GEGEN WECHSELJAHRS-DEPRESSIONEN

1 1/2 Tassen getrocknetes Johanniskraut (in der Apotheke erhältlich)
0,5 Liter Apfelessig

Geben Sie das Johanniskraut in ein Glas mit Schraubdeckel und übergießen Sie es mit dem Apfelessig. Schließen Sie das Glas und schütteln Sie die Mischung gründlich durch. Dann stellen Sie den Essig für fünf Wochen an einen dunklen, kühlen Platz, wo er richtig gut durchziehen kann. Nach dieser Zeit seihen Sie das Johanniskraut ab und füllen den übrig bleibenden Essig in dunkle Flaschen um. Johanniskraut, gepaart mit Apfelessig, ist ein wunderbares Mittel gegen die in den Wechseljahren häufig auftretenden depressiven Verstimmungen. Täglich sollten Sie dreimal zehn Tropfen dieses Essigs (z. B. vor den Mahlzeiten) zu sich nehmen. Es dauert allerdings zwei bis drei Wochen, bis der Essig seine Wirkung entfaltet. Verlieren Sie also nicht die Geduld, wenn er nicht sofort hilft.

APFELESSIG-KAMILLE-BAD GEGEN REIZBARKEIT

1 Tasse Kamillenblüten
1 Liter Wasser
0,2 Liter Apfelessig
1 Körperbürste

Geben Sie die Kamillenblüten in eine Schüssel und lassen Sie das Wasser aufkochen. Übergießen Sie die Blüten damit und lassen Sie den Aufguss zehn Minuten lang ziehen. Seihen Sie dann die Blüten durch ein Sieb ab und gießen Sie den Sud in das 32–35 °C warme Badewasser. Geben Sie auch den Apfelessig an das Badewasser, legen Sie sich hinein und genießen Sie zehn Minuten lang einfach nur die Wärme und die vom Wasser aufsteigenden Kamillegerüche. Dann nehmen Sie die Körperbürste und bürsten Ihren Körper von unten nach oben (immer zum Herzen hin) gründlich ab. Im Anschluss daran bleiben Sie weitere fünf Minuten in der Wanne und entspannen sich erneut. Danach trocknen Sie sich gut ab, packen sich warm ein und machen es sich entweder auf dem Sofa oder im Bett richtig gemütlich.

Wetterfühligkeit – für viele eine Plage

Eine Krankheit ist es nicht, wenn man vor allem auf Wetterumschwünge oder extreme Wetterlagen empfindlich reagiert. Allerdings kann diese Wetterfühligkeit äußerst unangenehm sein, wenn der Wetterumschwung einem jedes Mal „in die Glieder fährt".
Tun Sie etwas dagegen: mit Apfelessig!

APFELESSIG-ARMGÜSSE

2 Liter kaltes Wasser
2 Liter warmes Wasser
0,4 Liter Apfelessig
1 Blumenspritze

Geben Sie zu dem kalten und dem warmem Wasser jeweils 0,2 Liter Apfelessig hinzu. Füllen Sie die Hälfte des warmem Wassers in die Blumenspritze und stellen Sie sich in die Dusche oder Badewanne. Bespritzen Sie nun Ihren rechten Arm an der Außenseite von unten nach oben bis zur Schulter mit dem warmem Wasser und dann an der Innenseite von oben nach

unten. Anschließend ist der linke Arm an der Reihe. Dann geben Sie die Hälfte des kalten Wassers in die Blumenspritze und verfahren genauso. Diesen Armguss führen Sie nun noch einmal mit warmem und kaltem Apfelessig-Wasser durch und trocknen sich im Anschluss gründlich ab.
Diese Armgüsse helfen gegen die Abgeschlagenheit bei Wetterumschwüngen.

APFELESSIG-HONIG-DRINK

2 Teelöffel Apfelessig
1 Teelöffel Honig
0,2 Liter Wasser

Geben Sie alle Zutaten in ein Glas und verrühren Sie sie gut miteinander. Nehmen Sie diesen Drink jeden Morgen vor dem Frühstück zu sich. Er hilft Ihnen besser mit Wetterumschwüngen fertigzuwerden. Sie werden sich nicht mehr so matt und abgespannt fühlen, auch andere Beschwerden wie Kopfweh werden viel seltener auftreten.

Kleinere Wunden mit Apfelessig versorgen

Apfelessig ist ein hervorragendes Mittel, um kleinere Wunden zu desinfizieren; sie heilen dann meist auch schneller. Mit größeren, klaffenden oder tiefen Wunden sollten Sie aber immer zum Arzt gehen. Apfelessig-Wunden-Desinfektion Geben Sie etwas Apfelessig auf ein sauberes Tuch. Reinigen Sie die Wunde nun mit dem Essig. Falls sie etwas heftiger blutet, drücken Sie das mit Apfelessig getränkte Tuch eine Zeit lang auf die Wunde. Diese Behandlung mag zwar etwas brennen, doch das kennen Sie ja bestimmt auch von anderen Mitteln zur Wunddesinfektion. Nach kurzer Zeit lässt das Brennen nach. Einem Kind erzählen Sie während dieser Behandlung am besten eine kleine Geschichte, um es etwas abzulenken.

APFELESSIG-RINGELBLUMEN-KOMPRESSEN

2 Teelöffel Blüten der Gartenringelblume (Calendula; in der Apotheke erhältlich)

0,2 Liter Wasser
1 Esslöffel Apfelessig
1 Mullkompresse
1 Tuch

Geben Sie Ringelblumenblüten in eine Schüssel und gießen Sie das kochende Wasser darüber. Lassen Sie den Aufguss zehn Minuten lang ziehen und gießen Sie dann die Blüten durch ein Sieb ab. Den Sud vermischen Sie mit dem Apfelessig. Tauchen Sie nun die Mullkompresse in die Flüssigkeit und legen Sie sie auf die Wunde. Binden Sie die Kompresse mit einem Tuch fest. Apfelessig und Ringelblumen sorgen für eine bessere Wundheilung. Auch Verletzungen, die nur langsam heilen, können mit dieser Kompresse, die nach etwa 60 Minuten abgenommen werden sollte, behandelt werden.

Wundliegen – das muss nicht sein!

Bettlägerige Kranke, die sich nicht allein bewegen können, müssen davor geschützt werden, dass sie sich wund liegen. Am besten ist es natürlich, die Liegeposition häufig zu verändern. Gleichzeitig können Sie aber auch Apfelessig einsetzen, um die Durchblutung zu fördern und dem Wundliegen wirksam vorzubeugen.

APFELESSIG-MASSAGE

0,5 Liter lauwarmes Wasser
0,2 Liter Apfelessig

Mischen Sie das Wasser und den Apfelessig und reiben Sie damit die Hautstellen ein, die besonders gefährdet sind. Dies sind die Hautpartien, auf denen der Patient hauptsächlich liegt. Massieren Sie die Flüssigkeit richtig gut in die Haut. Wiederholen Sie diese Massage ruhig zweimal am Tag.

Tipp
Manche kranken Menschen vertragen diese Apfelessig-Massage nicht so gut – fragen Sie den Arzt, was Sie sonst tun können.

APFELESSIG-RINGELBLUMEN-EINREIBUNG

2 Teelöffel Blüten der Gartenringelblume (Calendula; in der Apotheke erhältlich)
0,2 Liter Wasser
1 Teelöffel Apfelessig
1 Mullkompresse

Übergießen Sie die Blüten mit kochendem Wasser und lassen Sie das Ganze 10 Minuten lang ziehen, bevor Sie die Blüten abseihen. Dann fügen Sie dem Sud den Apfelessig bei und tränken die Mullkompresse mit der Flüssigkeit. Reiben Sie bereits wund gelegene Hautstellen (nicht zu tiefe Wunden!) mit der Flüssigkeit ein. Trocknen Sie sie hinterher aber auch wieder gründlich mit einem sauberen Tuch ab. Der Sud fördert die Wundheilung. Wenn die Wunden des Bettlägerigen größer oder tiefer sind, muss unbedingt der Arzt zurate gezogen werden.

APFELESSIG ZUR GESICHTS- UND KÖRPERPFLEGE

Apfelessig ist nicht nur ein natürliches Heilmittel, er ist auch geradezu ein „Schönheitselixier" für die Gesichts- und Körperpflege.

Er eignet sich ausgezeichnet zur Herstellung von Cremes und Gesichtswasser, Sie können ihn ferner zur Pflege von Haaren, Haut und Nägeln einsetzen.

Doch nicht nur äußerlich angewendet sorgt Apfelessig dafür, dass Sie gepflegt aussehen; nehmen Sie zusätzlich jeden Tag ein Mixgetränk aus zwei Teelöffeln Apfelessig, einem Teelöffel Honig und 0,2 Litern Wasser zu sich. Damit versorgen Sie Ihre Haut und Ihre Haare mit wichtigen Vitaminen und Mineralstoffen.

Sie wissen doch: Wahre Schönheit kommt von innen! Das können Sie mit Apfelessig-Anwendungen entscheidend fördern.

Apfelessig zur Gesichtspflege

Gehen Sie mit Apfelessig gegen fettige Haut vor!

Mit fettiger, unreiner Haut haben nicht nur Jugendliche zu „kämpfen", auch viele Erwachsene leiden darunter, dass Ihre Haut zu viel Fett produziert und sich immer wieder einmal Pickel und Mitesser bilden. Die im Apfelessig enthaltenen Fruchtsäuren sorgen dafür, dass abgestorbene Hautzellen, die die Poren verstopfen und zur Bildung von Mitessern beitragen, abgeschilfert werden. Die Haut wird sozusagen porentief gereinigt. Gleichzeitig desinfiziert Apfelessig die Haut und sorgt dafür, dass sie besser durchblutet wird. Zudem hilft Apfelessig dabei, den natürlichen Säureschutzmantel der Haut nach der Gesichtsreinigung wieder aufzubauen.

ZITRONEN-APFELESSIG-GESICHTSWASSER

3 ungespritzte Zitronen
0,2 Liter Apfelessig
Mineralwasser ohne Kohlensäure

Entfernen Sie die Schale von den Zitronen. Reinigen Sie die Schale von allen Fruchtrückständen und ziehen Sie die weiße Innenhaut ab. Zerteilen Sie die Zitronenschale in kleine Stücke und geben Sie sie in ein Glas mit Schraubverschluss. Gießen Sie den Apfelessig darüber, verschließen Sie das Glas und stellen Sie es 14 Tage lang in den Kühlschrank.
Dann gießen Sie die Flüssigkeit durch ein Sieb in ein anderes, größeres Glas, sodass keine Zitronenschalenrückstände mehr in der Flüssigkeit enthalten sind. Mischen Sie die Flüssigkeit nun zu gleichen Teilen mit Mineralwasser.
Reinigen Sie Ihre Haut abends nach dem Waschen mit einem Wattebausch, auf den Sie das Gesichtswasser auftragen.

APFELESSIG-MINZE-GESICHTSWASSER

2 Esslöffel Apfelessig
2 Teelöffel frische klein gehackte Minze
0,3 Liter Mineralwasser

Geben Sie den Apfelessig und die Minze in ein Glas mit Schraubverschluss und vermischen Sie die Zutaten gut. Stellen Sie das verschlossene Glas zehn Tage lang in den Kühlschrank. Dann seihen Sie die Minze ab und geben das Wasser hinzu. Dieses Gesichtswasser eignet sich am besten zur täglichen Anwendung nach der morgendlichen Hautreinigung.

APFELESSIG-PEELING

1 Liter warmes Wasser
2 Baumwolltücher
$1/2$ Liter kaltes Wasser
2 Esslöffel Apfelessig

Säubern Sie Ihr Gesicht mit klarem Wasser. Dann tauchen Sie eines der Tücher in das warme Wasser und legen es sich für zwei Minuten auf Ihr Gesicht. In das kalte

Wasser, das Sie zuvor schon mit dem Apfelessig vermengt haben, tauchen Sie nun das zweite Tuch, mit dem Sie im Anschluss an die Wärmebehandlung das Gesicht bedecken. Spülen Sie Ihr Gesicht anschließend mit warmem Wasser ab. Alle überflüssigen Hautzellen sollten entfernt sein und das Gesicht rosig aussehen.

APFELESSIG-MEERSAND-PEELING

Meersand aus der Drogerie
1 Esslöffel Apfelessig
1 Esslöffel Wasser

Vermischen Sie den Meersand mit dem Apfelessig und dem Wasser. Es soll sich ein Brei bilden, den Sie noch problemlos auf das Gesicht auftragen können. Nehmen Sie das Peeling und verteilen Sie es im Gesicht, rubbeln Sie dabei mit den Fingern über die Gesichtshaut – so lösen sich abgestorbene Hautzellen besser. Sparen Sie die zarte Haut um die Augen jedoch aus. Dann waschen Sie Ihr Gesicht mit warmem Wasser und entfernen alle Überreste des Peelings.

QUARK-APFELESSIG-MASKE

4 Esslöffel Magerquark
4 Esslöffel Mehl
1 Teelöffel Apfelessig

Vermischen Sie den Quark mit dem Mehl und rühren Sie den Apfelessig darunter. Tragen Sie die Paste auf das Gesicht auf, die Haut um die Augen sparen Sie aus. Lassen Sie die Maske 20 Minuten lang einwirken und spülen Sie sie dann mit warmem Wasser ab. Diese Maske reinigt die Haut ganz hervorragend und beugt der Bildung von Mitessern vor. Sie sollte jedoch höchstens zweimal in der Woche aufgetragen werden.

APFELESSSIG-ZUCKER-MASKE

1 Esslöffel Apfelessig
1/2 Teelöffel Zucker
7 Esslöffel Olivenöl
1 Eigelb

Vermischen Sie zunächst den Apfelessig mit dem Zucker und dem Olivenöl und rühren Sie dann das Eigelb unter. Stellen Sie die Maske nun in einem verschlossenen Glas für drei Tage in den Kühlschrank. Dann tragen Sie nach der abendlichen Reinigung der Gesichtshaut die Maske auf. Sie muss nun fünf Minuten lang einwirken. Spülen Sie sie anschließend gründlich wieder ab. Bitte bewahren Sie keine Reste der Maske auf, sondern bereiten Sie sie immer frisch zu.

APFELESSIG-GURKEN-MASKE

1/2 Salatgurke
1 Esslöffel Apfelessig
1 Eigelb

Entfernen Sie die Schale der Salatgurke und hobeln Sie die Gurke ganz fein. Übergießen Sie die Gurkenraspeln mit dem Apfelessig und rühren Sie das Eigelb unter. Tragen Sie die Maske unter Aussparung der Augenpartie im Gesicht auf und lassen Sie sie 15 Minuten einwirken. Dann entfernen Sie die Maske mit lauwarmem Wasser wieder und waschen Ihr Gesicht noch einmal gründlich ab. Diese Maske hat eine sehr stark reinigen-

de Wirkung, weshalb sie auch für unreine Haut (jedoch nicht bei starker Akne) gut geeignet ist. Tragen Sie die Maske jedoch nur einmal wöchentlich auf, das genügt.

APFELESSIG-THYMIANÖL-PACKUNG

2 Esslöffel Apfelessig
2 Esslöffel Thymianöl
1 Eigelb

Verrühren Sie den Apfelessig so gut wie nur möglich mit dem Thymianöl. Rühren Sie das Eigelb dann mit dem Mixer schaumig und fügen Sie unter ständigem Rühren die Apfelessig-Thymianöl-Mischung hinzu. Dann tragen Sie die Packung auf Ihr Gesicht auf – sparen Sie die Hautpartie um die Augen aus. 20 Minuten muss die Packung nun einwirken, dann wird sie wieder mit klarem Wasser entfernt. Diese Packung trägt dazu bei, die Poren von abgestorbenen Hautschuppen zu reinigen, und beugt damit der Bildung von Mitessern und Pickeln vor.

HEILERDE-APFELESSIG-PACKUNG

2 Teelöffel Kamillenblüten
0,2 Liter Wasser
2 Esslöffel Heilerde
1 Teelöffel Apfelessig

Geben Sie die Kamillenblüten in eine Schüssel und übergießen Sie sie mit kochendem Wasser. Lassen Sie den Aufguss zehn Minuten lang ziehen und gießen Sie ihn durch ein Sieb, um die Kamillenblüten daraus zu entfernen. Nehmen Sie 1–2 Esslöffel des Aufgusses, vermischen Sie ihn mit der Heilerde und dem Apfelessig. Tragen Sie die so entstandene Paste auf der Haut auf und lassen Sie sie 15 Minuten lang einwirken. Waschen Sie die Paste im Anschluss daran gründlich mit lauwarmem Wasser ab. Diese Packung beruhigt entzündete, unreine Haut und sorgt dafür, dass sie gründlich gereinigt wird.

APFELESSIG-REINIGUNGSMILCH

3 Esslöffel Buttermilch
2 Esslöffel Zitronensaft
1 Esslöffel Apfelessig

Vermischen Sie alle Zutaten für die Reinigungsmilch gründlich. Tragen Sie die Lotion nach dem Waschen auf das Gesicht auf. Eine Minute muss sie nun einwirken. Dann spülen Sie sie mit lauwarmem Wasser wieder ab.

Wenn die Haut sehr trocken ist ...

... sollten Sie einmal eines der folgenden Rezepte mit Apfelessig ausprobieren. Die Zutaten sind genau auf die Bedürfnisse trockener Haut abgestimmt. Sie verleihen ihr Feuchtigkeit und sorgen dafür, dass sie besser durchblutet wird und deshalb rosiger wirkt. Falls Sie wissen, dass Sie einen der Inhaltsstoffe der folgenden Rezepte nicht vertragen, probieren Sie die Apfelessig-Anwendung gar nicht erst aus. Versuchen Sie stattdessen ein anderes Rezept!

APFELESSIG-HAMAMELIS-GESICHTSWASSER

2 Teelöffel Hamamelis-Blätter
(in der Apotheke erhältlich)
0,2 Liter Wasser
2 Teelöffel Apfelessig

Übergießen Sie die Hamamelis-Blätter mit kochendem Wasser und lassen Sie den Aufguss 15 Minuten lang bedeckt ziehen. Seihen Sie dann die Hamamelis-Blätter ab und geben Sie den Apfelessig hinzu. Stellen Sie das Gesichtswasser in einem Glas mit Schraubverschluss in den Kühlschrank und lassen Sie es gründlich abkühlen. Nach der abendlichen Gesichtsreinigung können Sie es dann erstmals anwenden. Nehmen Sie einen Wattebausch, geben Sie ein wenig von dem Gesichtswasser darauf und reinigen Sie Ihre Haut noch einmal – jetzt porentief.
Sie werden sehen, dass die Haut bald viel belebter wirkt, wenn Sie das Gesichtswasser regelmäßig anwenden.

APFELESSIG-ERDBEER-MASKE

5 frische Erdbeeren
1 Teelöffel Apfelessig
1 Teelöffel Sahne
1 Teelöffel dünnflüssiger Honig

Zerquetschen Sie die Erdbeeren, geben Sie den Apfelessig hinzu und vermischen Sie das Püree mit Sahne und Honig. Tragen Sie diese Maske auf das Gesicht auf (Augenpartie aussparen), aber nur, wenn Sie gegen Erdbeeren nicht allergisch sind. Lassen Sie sie 15 Minuten lang einwirken und reinigen Sie das Gesicht anschließend mit lauwarmem Wasser von den Fruchtresten.
Diese Maske verleiht der Haut Feuchtigkeit und macht sie wieder elastisch.

APFELESSIG-WEIZENKLEIE-MASKE

7 Esslöffel Mineralwasser ohne Kohlensäure
2 Esslöffel Apfelessig
3 Teelöffel Honig
2 Esslöffel Weizenkleie

Das Wasser und der Apfelessig müssen zusammen in einem Topf erwärmt werden. Dann mischen Sie den Honig unter, bis er sich aufgelöst hat. Schließlich rühren Sie noch die Weizenkleie unter und lassen die Maske einen Augenblick abkühlen. Verteilen Sie die Maske auf dem Gesicht unter Aussparung der Augenpartie. Nach einer Einwirkzeit von 30 Minuten reinigen Sie Ihre Haut gründlich. Diese Maske sorgt dafür, dass Ihre Haut nicht so stark austrocknet.

APFELESSIG-FRUCHTMASKE

2 Bananen
1 Apfel
1 Esslöffel Mandelöl
1 Teelöffel Apfelessig

Schälen Sie Bananen und Äpfel und entfernen Sie bei den Äpfeln Stiel und Kerngehäuse. Pürieren Sie die Früchte nun mit dem Pürierstab oder der Küchenmaschine. Mischen Sie das Mandelöl und den Apfelessig unter. Verteilen Sie die Maske – unter Aussparung der Augenpartie – auf Ihrem Gesicht. Sie muss nun etwa 15 Minu-

ten lang einwirken. Reinigen Sie Ihr Gesicht anschließend von Fruchtrückständen. Sie werden sehen: Ihre Haut wird besser durchblutet, wirkt rosiger und gesünder. Seien Sie aber vorsichtig: Die Früchte könnten unter Umständen eine Allergie verursachen. Wenn Sie sehr empfindlich sind, lassen Sie die Fruchtmaske besser weg.

QUARK-APFELESSIG-SAHNE-PACKUNG

2 Esslöffel Magerquark
1 Esslöffel Sahne
1 Teelöffel Apfelessig

Verrühren Sie den Quark mit der Sahne und dem Apfelessig. Tragen Sie die Packung auf das Gesicht auf (Augenpartie aussparen) und lassen Sie sie 15 Minuten lang einwirken. Spülen Sie sie anschließend mit warmem Wasser ab. Die Haut wird nach der Packung besser durchblutet. Die Sahne führt ihr fehlendes Fett zu.

APFELESSIG-HONIG-PACKUNG

2 Teelöffel Honig
2 Teelöffel Apfelessig
2 Esslöffel Milch
1 Eigelb

Verflüssigen Sie den Honig, indem Sie ihn in einem Topf auf dem Herd erhitzen. Geben Sie den Apfelessig und die Milch hinzu. Verrühren Sie alles gründlich. Dann rühren Sie das Eigelb unter und tragen die Packung auf Ihre Haut auf. Nach einer Einwirkzeit von zehn Minuten wird sie mit lauwarmem Wasser wieder entfernt. Ihre Haut wirkt nun frischer und gesünder.

SPINAT-APFELESSIG-PACKUNG

1 Esslöffel Spinat
1 Teelöffel Apfelessig
1 Eigelb
1 Teelöffel Mandelöl
Mandelkleie

Säubern Sie den Spinat und pürieren Sie ihn mit dem Mixer oder dem Pürierstab. Geben Sie den Apfelessig hinzu. Rühren Sie das Eigelb schaumig und mengen Sie das Mandelöl darunter. Vermischen Sie nun den Spinat mit dem Eigelb und geben Sie so viel Mandelkleie hinzu, dass eine streichfähige Paste entsteht. Diese Paste tragen Sie dann auf die Haut auf (Augenpartie aussparen) und lassen sie 45 Minuten lang einwirken. Waschen Sie sie gründlich mit lauwarmem Wasser ab. Diese Packung schützt – bis zu einem gewissen Grad – trockene Haut vor der Faltenbildung und gibt faltiger Haut eine gewisse Elastizität zurück.

APFELESSIG-SAHNE-PACKUNG

2 Esslöffel süße Sahne
1 Teelöffel Zitronensaft
1 Teelöffel Apfelessig
1 Eigelb

Verrühren Sie die Sahne mit dem Zitronensaft und dem Apfelessig. Rühren Sie das Eigelb mit dem Mixer schaumig und vermengen Sie es mit den anderen Zutaten. Tragen Sie die Packung mit kreisenden Bewegungen der Finger auf das Gesicht auf (die Augenpartie aussparen). Lassen Sie sie etwa 20 Minuten lang einwirken, spülen Sie das Gesicht dann gründlich mit warmem Wasser ab und gießen Sie sich dann noch einmal kaltes Wasser ins Gesicht. Diese Packung sorgt dafür, dass der Haut ausreichend Feuchtigkeit und Fett zugeführt wird und sie besser durchblutet wird.

APFELESSIG-JOGURT-MASKE

½ Apfel
2 Esslöffel Weizenmehl
1 Teelöffel Apfelessig
1 Becher Magerjogurt

Schälen Sie den Apfel und pürieren Sie ihn mit dem Mixer oder dem Pürierstab. Geben Sie das Weizenmehl zu dem Püree hinzu und vermischen Sie alles mit dem Apfelessig und dem Jogurt. Tragen Sie die Maske – unter Aussparung der Augenpartie – auf das Gesicht auf und lassen Sie sie eine halbe Stunde lang einwirken. Anschließend muß sie gründlich entfernt werden.

Normale Haut wirkungsvoll pflegen

Auch wenn normale Haut unkompliziert ist, bedarf sie der Pflege. Die folgenden Apfelessig-Rezepte tragen unter anderem dazu bei, dass die Haut ihre Elastizität behält. Sie unterstützen den natürlichen Säureschutzmantel der Haut und sorgen dafür, dass sie gesünder und entspannter aussieht.

APFELESSIG-ORANGENBLÜTEN-GESICHTSWASSER

0,3 Liter Apfelessig
0,3 Liter Mineralwasser ohne Kohlensäure
1 Tasse Orangenblüten

Gießen Sie Apfelessig und Mineralwasser in einen Topf und rühren Sie die Orangenblüten unter. Lassen Sie das spätere Gesichtswasser kurz aufkochen, dann füllen Sie die Flüssigkeit in ein verschließbares Glas. Stellen Sie die Mischung nun 24 Stunden lang in den Kühlschrank, siehen Sie dann die Orangenblüten ab und bewahren Sie das Gesichtswasser in Flaschen aus dunklem Glas auf. Reinigen Sie Ihr Gesicht nach dem Waschen, indem Sie etwas von dem Gesichtswasser auf einen Wattebausch geben und Ihr Gesicht gründlich abtupfen.

APFELESSIG-AVOCADO-PACKUNG

1 reife Avocado
1 Eigelb
2 Teelöffel Apfelessig
1 Esslöffel Mandelöl
1 Teelöffel Zitronensaft

Schälen Sie die Avocado, geben Sie sie in eine Schüssel und pürieren Sie sie mit dem Mixer oder dem Pürierstab. Schlagen Sie das Eigelb schaumig und vermischen Sie es mit dem Avocadobrei. Geben Sie den Apfelessig, das Öl und den Zitronensaft hinzu und verrühren Sie die Mischung gründlich. Verteilen Sie die Packung im Gesicht und lassen Sie sie 30 Minuten lang einwirken. Dann reinigen Sie die Haut mit lauwarmem Wasser, sodass keine Packungsrückstände auf der Haut bleiben. Diese Packung verleiht der Haut Feuchtigkeit und

strahlenden Glanz. Sie sollte jedoch nur einmal wöchentlich angewendet werden.

KAMILLE-APFELESSIG-KOMPRESSEN GEGEN HAUTRÖTUNGEN

2 Teelöffel Kamillenblüten
0,2 Liter Wasser
1 Teelöffel Apfelessig
2 Mullkompressen

Übergießen Sie die Kamillenblüten mit kochendem Wasser und lassen Sie den Sud zehn Minuten lang ziehen. Dann entfernen Sie die Kamillenblüten, indem Sie den Aufguss durch ein Sieb gießen, und geben den Apfelessig hinzu. Tauchen Sie nun die Kompressen in den Aufguss und legen Sie sie auf die gerötete Haut. Lassen Sie sie 20 Minuten lang einwirken, entfernen Sie sie wieder und reinigen Sie Ihr Gesicht mit klarem Wasser. Diese Kompressen wirken sehr beruhigend auf die Haut und sorgen dafür, dass Rötungen zurückgehen.

APFELESSIG-GESICHTSDUSCHE FÜR DIE ERFRISCHUNG ZWISCHENDURCH

2 Teelöffel Apfelessig
0,2 Liter Mineralwasser ohne Kohlensäure
1 Sprühflakon

Vermengen Sie den Essig und das Wasser miteinander und füllen Sie die Mischung in den Flakon. Wenn Sie etwas Belebung brauchen, sprühen Sie Ihr Gesicht einfach nur mit dieser Flüssigkeit ein – Ihre Gesichtshaut wird es Ihnen ebenfalls danken.

APFELESSIG-KOMPRESSEN FÜR STRAHLENDE AUGEN

0,2 Liter Wasser
2 Esslöffel Apfelessig
2 Wattepads

Machen Sie das Wasser warm und fügen Sie den Apfelessig hinzu. Dann tränken Sie die Watte mit dem Apfelessig-Wasser, schließen die Augen und legen sich die Wattepads auf die Augenlider. Bleiben

Sie nun zehn Minuten so liegen, dann die Watte entfernen und die Augenpartie mit warmem Wasser reinigen. Ihre Augen dürften nun etwas strahlender wirken. Kein Wunder! Trägt der Apfelessig doch dazu bei, dass die Hautpartie dort besser durchblutet wird.

APFELESSIG-BEHANDLUNG GEGEN GESCHWOLLENE AUGENLIDER

1 Kartoffel
1 Teelöffel Apfelessig
2 Wattepads

Schälen Sie die Kartoffel und pürieren Sie sie mit dem Mixer oder dem Pürierstab. Fügen Sie den Apfelessig hinzu und verrühren Sie beides gut. Geben Sie einen Teil der Mischung auf jedes Wattepad, schließen Sie die Augen und legen Sie die Watte auf die Lider. Lassen Sie die Kartoffel-Apfelessig-Mischung zehn Minuten lang einwirken. Achten Sie gut darauf, dass nichts davon in die Augen läuft, wenn Sie die Watte von den Lidern entfernen, und reinigen Sie die Augenlider gründlich mit einem Waschlappen und kaltem Wasser. Die Auflage trägt dazu bei, dass die Augenlider rascher wieder abschwellen.

APFELESSIG-LIPPENBALSAM

2 Teelöffel Honig
1 Teelöffel Apfelessig

Einen appetitlich schmeckenden und sehr wirkungsvollen Lippenbalsam (gegen rissige Lippen) stellen Sie folgendermaßen her: Machen Sie den Honig warm, sodass er schön dünnflüssig ist, und verrühren Sie ihn mit dem Apfelessig. Dann füllen Sie Ihren Lippenbalsam in ein kleines Töpfchen oder Tiegelchen und lassen ihn abkühlen. Am besten, Sie tragen ihn abends auf und lassen ihn 20 Minuten lang einwirken. Dann entfernen Sie die Reste wieder – Sie können sie natürlich auch ablecken. Der Lippenbalsam macht spröde Lippen wieder „kussweich".

Apfelessig-Schönheitsbäder

Was für die Gesichtshaut gut ist, kann auch für die restliche Haut des Körpers nicht schlecht sein. Probieren Sie doch einfach einmal eines der folgenden Schönheitsbäder aus. Sie werden sehen, dass es nicht nur Ihrer Haut gut bekommt, sie wirken auch herrlich entspannend. Sie können also endlich einmal wieder so richtig „die Seele baumeln lassen", während Sie in der Wanne liegen. Allerdings sollten Sie darauf achten, dass Sie nicht gestört werden – sonst ist die ganze schöne Entspannung futsch!

MANDELÖL-APFELESSIG-BAD FÜR SAMTWEICHE HAUT

0,3 Liter Apfelessig
0,1 Liter Mandelöl

Geben Sie den Apfelessig und das Mandelöl in das 32–35 °C warme Badewasser. Legen Sie sich in die Wanne und spannen Sie zehn bis 15 Minuten lang richtig aus. Vielleicht kommt Ihnen der Ölfilm auf dem Wasser zunächst etwas merkwürdig vor, doch Sie werden rasch

96

feststellen, wie angenehm gerade das Mandelöl für Ihre Haut ist – es macht sie richtig schön weich. Nach dem Baden sollten Sie dennoch kurz lauwarm duschen, denn sicher ist es nicht so angenehm, wenn das ganze Öl in Ihrer Kleidung landet.

APFELESSIG-SAHNE-BAD FÜR TROCKENE UND NORMALE HAUT

1 Becher süße Sahne
1 Tasse Apfelessig

Füllen Sie Ihre Badewanne mit 32–35 °C warmem Wasser. Geben Sie die Sahne und den Apfelessig hinzu und vermischen Sie die Zutaten gut mit dem Wasser. Steigen Sie nun in die Wanne und machen Sie es sich für zehn bis 15 Minuten richtig gemütlich. Hören Sie z. B. entspannende Musik und schließen Sie die Augen. Nach dem Bad duschen Sie sich noch einmal kurz lauwarm ab und rubbeln Ihren Körper trocken. Fühlt Ihre Haut sich schon etwas seidiger an als vorher? Das sollte sie auch, denn die Sahne wirkt leicht fettend

und der Apfelessig stabilisiert den Säureschutzmantel der Haut. So ein Bad sollten Sie allerdings höchstens ein- bis zweimal wöchentlich nehmen.

APFELESSIG-ZITRONENBAD FÜR UNREINE KÖRPERHAUT

4 unbehandelte Zitronen
0,5 Liter Apfelessig

Reinigen Sie die Zitronen unter heißem Wasser und zerteilen Sie sie in viele kleine Stücke. Geben Sie den Apfelessig in einen Topf, machen Sie ihn warm und übergießen die Zitronenstücke damit. Lassen Sie die Mischung zwei Stunden lang ziehen. Dann können Sie Ihr Badewasser einlassen. Halten Sie ein Sieb über die Wanne und gießen Sie die Zitronen-Apfelessig-Mischung hinein, sodass die Flüssigkeit ins Badewasser gelangt, die Zitronenstücke aber im Sieb hängen bleiben. Legen Sie sich zehn bis 15 Minuten in die Wanne, genießen Sie die frischen Düfte und entspannen Sie sich. Dann trocknen Sie sich gut ab. Wenn Sie einmal wöchentlich solch ein Apfelessig-Zitronenbad nehmen, haben Sie bald weniger Probleme mit unreiner, fettiger Haut.

betroffenen Hautflächen ein. Lassen Sie sie zehn Minuten lang einwirken, dann waschen Sie sie mit lauwarmem Wasser wieder ab.

APFELESSIG-BEHANDLUNG GEGEN ZELLULITIS

0,1 Liter Olivenöl
1 Esslöffel Apfelessig
10 Gramm Hamamelis-Blätter
(erhältlich in der Apotheke)

Das folgende Rezept kann Zellulitis oder Orangenhaut zwar nicht heilen, Sie können damit aber dafür sorgen, dass die Zellulitis sich nicht noch weiter ausbreitet. Gießen Sie das Olivenöl und den Apfelessig in einen Topf, geben Sie die Hamamelis-Blätter hinzu und lassen Sie die Mischung kurz aufkochen bzw. sehr heiß werden. Nehmen Sie sie sofort vom Herd und lassen Sie sie so lange durchziehen, bis sie abgekühlt ist. Dann gießen Sie die Flüssigkeit durch ein Sieb, um die Hamamelis-Blätter daraus zu entfernen. Geben Sie ein wenig von der öligen Mischung in Ihre Handfläche und massieren Sie sie gründlich in die von Zellulitis

APFELESSIG-DEO FÜR HEISSE TAGE

0,2 Liter Wasser
2 Teelöffel getrocknete Salbeiblätter
2 Esslöffel Apfelessig
1 Sprühflakon

Lassen Sie das Wasser aufkochen und übergießen Sie den Salbei damit. Lassen Sie den Aufguss zehn Minuten lang ziehen und entfernen Sie dann mit Hilfe eines Siebs die Salbeiblätter. Fügen Sie den Apfelessig hinzu, lassen Sie die Flüssigkeit abkühlen und füllen Sie sie in den Flakon. Fertig ist Ihr Apfelessig-Deo! Das Deo hemmt die Schweißproduktion ein wenig und sorgt dafür, dass Sie auch bei heißem Wetter im Sommer schön kühl bleiben!

Apfelessig für die Handpflege

Die Hände kommen bei der ganzen Körperpflege oft zu kurz. Dabei sind sie doch so wichtig für uns. Dennoch werden sie ständig strapaziert: durch häufiges Waschen, beim Abspülen, beim Umgang mit Reinigungsmitteln, Schmutz und so weiter. Höchste Zeit also für ein gezieltes Handpflege-Programm – natürlich mit Apfelessig.

Fügen Sie dem Aufguss den Apfelessig hinzu und rühren Sie das Olivenöl – so gut es geht – unter. Wenn das Handbad eine angenehme Temperatur hat, halten Sie Ihre Hände hinein. Lassen Sie sie zehn Minuten lang in dem Bad und waschen Sie Ihre Hände dann gründlich ab.

Dieses Handbad sorgt dafür, dass Ihren strapazierten Händen Feuchtigkeit zugeführt wird. Führen Sie das Handbad ein- bis zweimal pro Woche durch.

APFELESSIG-BAD FÜR TROCKENE HÄNDE

4 Teelöffel Kamillenblüten
0,4 Liter Wasser
2 Teelöffel Apfelessig
2 Esslöffel Olivenöl

Die Kamillenblüten geben Sie in einen Topf oder eine Schüssel. Übergießen Sie sie mit dem Wasser, das Sie zuvor zum Kochen gebracht haben. Lassen Sie den Aufguss zehn Minuten lang zugedeckt ziehen. Anschließend gießen Sie die Flüssigkeit durch ein Sieb, um die Kamillenblüten abzuseihen.

MANDELHANDCREME MIT APFELESSIG

1 Teelöffel Apfelessig
1 Teelöffel Mandelöl

Vermischen Sie den Apfelessig mit dem Mandelöl und reiben Sie die Mischung in die Hände ein. Lassen Sie sie einwirken und entfernen Sie dann die Ölreste, die partout nicht in die Haut einziehen wollen. Diese Handcreme eignet sich vor allem zur Pflege rauer, strapazierter Hände. Sie können Sie ruhig täglich anwenden, wenn Sie möchten.

APFELESSIG-HAND-PACKUNG

2 Esslöffel Apfelessig
4 Esslöffel Olivenöl
1 Eigelb

Vermischen Sie die Zutaten mit dem Mixer, bis sie eine cremige Konsistenz erhalten. Reiben Sie nun Ihre Hände mit der Packung ein. Nun müssen Sie ein wenig Geduld bewahren, denn jetzt heißt es, die Creme eine Stunde lang einwirken zu lassen. Erst dann spülen Sie die Hände gründlich ab. Diese Packung ist für stark strapazierte, rissige Hände geeignet und sollte einmal wöchentlich durchgeführt werden.

APFELESSIG-LOTION GEGEN ALTERSFLECKEN AUF DEN HÄNDEN

1 Zwiebel
1 Esslöffel Apfelessig

Schälen und entsaften Sie eine Zwiebel. Vermischen Sie den Zwiebelsaft mit dem Apfelessig und tragen Sie die Lotion auf die Altersflecken auf den Händen auf. Lassen Sie die Lotion über Nacht einwirken. Wiederholen Sie die Prozedur etwa drei Wochen hintereinander. Dann müssten die Altersflecken ein wenig verblasst sein – ganz entfernen lassen sie sich leider nicht.

APFELESSIG-KUR FÜR FESTE NÄGEL

2 Teelöffel Olivenöl
1 Teelöffel Apfelessig
1 Wattebausch

Vermischen Sie das Öl mit dem Apfelessig und tauchen Sie einen Wattebausch in die Flüssigkeit ein. Tragen Sie die Kur auf Ihre Nägel auf. Lassen Sie sie nun mindestens zehn Minuten einwirken – dann erst spülen Sie sie ab. Sie können die Kur aber auch auf Ihren Nägeln belassen, falls Sie sie nicht stört. Tragen Sie die Mischung ruhig zwei- bis dreimal wöchentlich auf – Ihre Nägel gewinnen dadurch an Festigkeit, aber auch an Elastizität.

Apfelessig für gepflegtes Haar

Jeder wünscht sich kräftige, glänzende Haare. Doch die wenigsten sind damit gesegnet. Die meisten von uns haben an ihrer Haarpracht etwas auszusetzen: den einen sind sie zu dünn, den anderen zu widerspenstig, dritten sind sie nicht kräftig genug und manchen gefällt einfach die Farbe nicht.

Gegen alle diese Probleme gibt es ein natürliches Mittel: Apfelessig. Wie Sie ihn am erfolgreichsten einsetzen, zeigen Ihnen die folgenden Rezepte.

APFELESSIG-HAARAUFHELLER

4 Teelöffel Kamillenblüten
0,2 Liter Wasser
1 Esslöffel Apfelessig
1 Esslöffel Zitronensaft

Geben Sie die Kamillenblüten in eine Schüssel und übergießen Sie sie mit kochendem Wasser. Lassen Sie den Aufguss zehn Minuten lang ziehen, seihen Sie die Blüten ab und geben Sie den Apfelessig und den Zitronensaft hinzu. Nach dem Haarewaschen übergießen Sie Ihr Haar mit dem nun abgekühlten Aufheller und massieren ihn gründlich ein. Lassen Sie ihn zehn Minuten lang einwirken und waschen Sie Ihr Haar mit klarem Wasser. Dieser Aufheller eignet sich vor allem zur Auffrischung von blondem und hellbraunem Haar.

Er sollte aber höchstens einmal wöchentlich angewendet werden.

APFELESSIG-SPÜLUNG GEGEN FETTIGES HAAR

2 Teelöffel Thymian
2 Teelöffel Salbei
0,5 Liter Wasser
4 Teelöffel Apfelessig

Geben Sie den Thymian und den Salbei in eine Schüssel und übergießen Sie die Kräuter mit kochendem Wasser. Lassen Sie das Ganze bedeckt 20 Minuten lang ziehen und seihen Sie die Kräuter durch ein Sieb ab. Fügen Sie den Apfelessig der Mischung bei und lassen Sie die Spülung etwas abkühlen. Waschen Sie sich wie gewohnt die

Haare, spülen Sie sie aus und übergießen Sie sie am Schluss mit einem Viertel der Spülung. Verteilen Sie die Spülung gründlich im Haar und lassen Sie sie zehn Minuten lang einwirken. Dann reinigen Sie die Haare nochmals mit klarem Wasser. Nach mehrmaliger Anwendung müsste Ihr Haar weniger fettig wirken.

APFELESSIG-SPÜLUNG ZUR REINIGUNG ALLER HAARTYPEN

1 Tasse Apfelessig
1 Tasse Wasser

Mischen Sie Apfelessig und Wasser miteinander und verteilen Sie die Spülung nach der Haarwäsche im sauberen Haar. Sie muss nun noch zehn Minuten einwirken, dann spülen Sie sie wieder aus.
Diese Spülung entfernt Kalkreste (sie ist besonders bei sehr kalkhaltigem Wasser zu empfehlen) und Shampoorückstände aus den Haaren und verleiht ihnen neuen Glanz.
Sie sollten die Spülung ein- bis zweimal wöchentlich anwenden.

APFELESSIG-SPÜLUNG FÜR GRAUES HAAR

2 Esslöffel Kornblumen
1/4 Tasse Apfelessig
0,3 Liter Wasser

Übergießen Sie die Kornblumen mit kochendem Wasser und lassen Sie den Aufguss 10 Minuten ziehen, dann seihen Sie die Blumen wieder ab. Fügen Sie nun den Apfelessig hinzu und waschen Sie sich in aller Ruhe die Haare. Nach dem Haarewaschen verteilen Sie etwa ein Viertel der Spülung in den Haaren und lassen sie zehn Minuten lang einwirken. Dann spülen Sie noch einmal gründlich mit lauwarmem Wasser nach. Die grauen Haare erhalten ihre Vitalität zurück und glänzen stärker.

APFELESSIG-SPÜLUNG FÜR GLANZLOSES HAAR

0,1 Liter Apfelessig
0,1 Liter Wasser
1 Handvoll Klettenwurzeln

Geben Sie Apfelessig, Wasser und Klettenwurzeln in einen Topf und lassen Sie die Flüssigkeit kurz aufkochen. Dann muss die Spülung noch eine Dreiviertelstunde lang ziehen, bevor Sie die Klettenwurzeln entfernen (durch ein Sieb) und die Spülung anwenden können. Geben Sie die Spülung nach dem Haarewaschen auf das Haar und verteilen Sie sie gründlich. Nun muss sie noch eine Viertelstunde lang einwirken, dann spülen Sie Ihr Haar mit klarem Wasser aus. Wenn Ihr Haar trocken ist, werden Sie merken, dass es wesentlich stärker glänzt als zuvor.

APFELESSIG-BRENNNESSEL-PACKUNG GEGEN HAARAUSFALL

20 Gramm Brennnesselwurzel (in der Apotheke erhältlich)
0,2 Liter Wasser
2 Esslöffel Apfelessig

Geben Sie die Brennnesselwurzel in eine Schüssel und übergießen Sie sie mit dem kochenden Wasser. Lassen Sie das Ganze nun bedeckt eine halbe Stunde lang ziehen. Seihen Sie die Brennnesselwurzel ab

und geben Sie den Apfelessig zum Sud hinzu. Nach dem Haarewaschen verteilen Sie die Packung in Ihrem Haar und lassen sie 60 Minuten lang unter einem Handtuch einwirken. Dann müssen Sie Haare und Kopfhaut mit klarem Wasser noch einmal gründlich reinigen. Wenn Sie diese Packung einmal wöchentlich auftragen, können Sie den Haarausfall ein wenig bremsen.

BRAUNES HAAR RÖTLICH TÖNEN MIT APFELESSIG

1½ Esslöffel Hennapulver
0,2 Liter Wasser
1 Esslöffel Apfelessig

Vermengen Sie Hennapulver, Wasser und Apfelessig miteinander und erhitzen Sie die Mischung in einem alten Topf. 15 Minuten lang muss sie dann still vor sich hinköcheln. Lassen Sie die Mischung dann noch etwas abkühlen und tragen Sie sie auf die Haare auf. Am besten ziehen Sie dazu Plastikhandschuhe an und binden sich einen Wattering um den Kopf, damit Hände und Stirn nicht auch noch mitgefärbt werden. Dann verteilen Sie die Tönung im Haar und lassen Sie wenigstens 15, maximal jedoch 60 Minuten lang einwirken. Je länger Sie sie einwirken lassen, umso roter ist Ihr Haar hinterher. Waschen Sie die Tönung nun gründlich aus. Voilà – Ihre neue Haarfarbe. Am besten testen Sie vor dem Tönen an einer Haarsträhne, wie die Haarfarbe aussieht, damit Sie hinterher nicht enttäuscht sind!

APFELESSIG-BIER-HAARFESTIGER

4 Esslöffel Bier
2 Teelöffel Apfelessig
1/2 Tasse Mineralwasser ohne Kohlensäure

Geben Sie alle Zutaten in eine Schüssel und verrühren Sie gut. Nach der Haarwäsche verteilen Sie den Festiger im handtuchtrockenen Haar. Dann frisieren Sie sich wie gewohnt. Merken Sie, dass Ihre Haare sich besser in Form legen lassen und sich kräftiger anfühlen? Das ist der Wirkung dieses natürlichen Festigers zu verdanken.

APFELESSIG-HONIG-FESTIGER

2 Teelöffel Apfelessig
1 Teelöffel dünnflüssiger Honig
0,1 Liter warmes Wasser

Vermischen Sie alle Zutaten gründlich miteinander. Nach der Haarwäsche verteilen Sie diesen Festiger, der sich besonders gut für dünnes Haar eignet, in den Haaren. Er verleiht den Haaren zusätzlichen Glanz.

APFELESSIG-EI-PACKUNG FÜR GLANZLOSES, SPRÖDES HAAR

1 Eigelb
2 Teelöffel Apfelessig
1 Teelöffel Zitronensaft

Schlagen Sie das Eigelb mit dem Mixer schaumig. Rühren Sie den Apfelessig und anschließend den Zitronensaft unter. Verteilen Sie die Packung nach der Haarwäsche im handtuchtrockenen Haar. Dann muss sie 20 Minuten lang einwirken. Im Anschluss daran spülen Sie die Haare mit klarem, lauwarmem Wasser aus. Wenden Sie diese Packung einmal wöchentlich an. Nach einigen Wochen werden Sie feststellen, dass Ihr Haar viel stärker glänzt und kräftiger wirkt.

Apfelessig gegen Schuppen

Für diese Anwendung brauchen Sie nichts außer etwas reinen Apfelessig.

Geben Sie nach der Haarwäsche Apfelessig auf die Kopfhaut und massieren Sie ihn gründlich ein. Wickeln Sie sich ein Handtuch um den Kopf und lassen Sie den Essig 60 Minuten lang einwirken. Danach spülen Sie Haare und Kopfhaut mit lauwarmem Wasser gründlich ab. Apfelessig löst die toten Hautzellen – die Schuppen – von der Kopfhaut und sorgt dafür, dass sich nicht so rasch wieder neue bilden.

Fit mit Apfelessig

Jeder von uns möchte gerne fit und aktiv sein – und das möglichst bis ins hohe Alter. Sie können einiges dafür tun, dass Sie möglichst lange fit bleiben. Verwenden Sie Apfelessig!

So hilft Ihnen beispielsweise eine Darmreinigungskur mit Apfelessig dabei, Stoffwechselabbauprodukte (so genannte Schlacken), die sich in den Zellen angereichert haben, abzubauen.

Sie können sich mit Hilfe von Apfelessig zudem gezielt entspannen – ganz wichtig, um den Alltagsstress nachhaltig abzubauen und über einen langen Zeitraum fit und aktiv zu bleiben.

Außerdem tut Apfelessig natürlich auch müden Muskeln gut. Nicht zuletzt sorgt er dafür, dass unsere kleinen „grauen" Zellen bis ins hohe Alter fit bleiben, und wir ganz einfach mehr Spaß am Leben haben.

Darmreinigung mit Apfelessig

Von Zeit zu Zeit (etwa alle sechs bis acht Monate) sollten Sie sich dazu entschließen, eine Darmreinigungskur durchzuführen. Der Grund: Ständig produzieren all unsere Zellen bei ihrer Umwandlung von Nährstoffen in Energie auch giftige Stoffwechselabbauprodukte, die im Zuge der Entwässerung der Zellen zwar zum größten Teil herausgeschwemmt werden, doch kleinste Rückstände bleiben oft noch in den Zellen zurück und reichern sich an. Die Zellen können ihren Aufgaben nicht länger mit voller Kraft nachkommen. Die Folge: Wir fühlen uns matt, müde und schlaff.

Mit einer Darmreinigungskur können Sie dem entgegensteuern. Sie säubert einerseits den Darm von Gift- und Schadstoffen, andererseits sorgt sie dafür, dass die Zellen besser entwässert und von Schlacken gesäubert werden. Drei Tage sollte Ihre Darmreinigungskur dauern. Sprechen Sie jedoch zuvor mit Ihrem Arzt, ob sich diese Kur für Sie eignet, denn Sie müssen dabei zwei Tage völlig auf Nahrung (nicht auf Flüssigkeit!) verzichten, also fasten. Haben Sie vor, eine noch längere Darmsanierung durchzuführen (maximal sieben Tage!), sollten Sie zuvor genau mit dem Arzt durchsprechen, was Sie sich zumuten können.

Der erste Tag der Kur

Sie brauchen:

- mindestens 3 Gläser Apfelessig-Drink (2 Teelöffel Apfelessig auf 0,2 Liter Wasser)
- 0,2 Liter Wasser, gemischt mit Bittersalz (Beipackzettel des Bittersalzes für die Dosierung beachten)
- viel Mineralwasser und zuckerfreien Kräutertee (mindestens zwei Liter, eher mehr)
- 0,4 Liter Gemüsebrühe (ohne Gemüsestücke)
- viel Ruhe und Zeit

Beginnen Sie Ihren ersten Tag der Darmreinigungskur in aller Ruhe. Nehmen Sie als Erstes ein Gläs-

chen von dem Apfelessig-Drink zu sich. Dieses Getränk sorgt durch den in ihm enthaltenen Ballaststoff Pektin dafür, dass sich Rückstände aus dem Darm lösen.

Dann führen Sie erst einmal eine Apfelessig-Bürstenmassage durch, um den Kreislauf anzuregen. Dazu benötigen Sie einen Liter lauwarmes Wasser, 0,2 Liter Apfelessig und eine Körperbürste. Vermischen Sie das Wasser mit dem Essig und tauchen Sie die Bürste hinein. Dann bürsten Sie Ihren Körper von unten nach oben kräftig ab (immer zum Herzen hin bürsten). An den Gelenken macht die Körperbürste kreisende Bewegungen. Danach packen Sie sich warm ein und trinken erst einmal einen Kräutertee (natürlich ohne Zucker oder Honig). Im Anschluss daran folgt der unangenehmste Teil des Tages: die Bittersalz-Behandlung. Mischen Sie das lauwarme Wasser nach Anweisung mit dem Bittersalz und trinken Sie die Mischung. In den nächsten Stunden sollten Sie das Haus nicht verlassen, da das Bittersalz die Darmtätigkeit anregt. Sie werden also häufiger auf die Toilette müssen. Das ist wichtig, denn dadurch wird der

Darm von Rückständen gereinigt und völlig entleert. Der Apfelessig-Drink unterstützt diese Darmreinigung noch zusätzlich. Am besten Sie ruhen sich nun auch etwas aus, denn Sie werden sich ein wenig müde und schlapp fühlen.

Mittags nehmen Sie dann die Gemüsebrühe zu sich. Dass Sie zwischendurch reichlich Wasser und Kräutertee und – wenn Sie möchten, ruhig mehrmals – den Apfelessig-Drink trinken, ist selbstverständlich.

Vielleicht werden Sie in der ersten Zeit des Fastens ein wenig frieren. Das ist eine völlig normale Reaktion des Körpers. Machen Sie sich also keine Sorgen! Wenn Ihnen zu kühl wird, sollten Sie ein warmes Bad (32–35 °C) nehmen, das etwa zehn bis 15 Minuten lang dauert. Geben Sie in das Wasser ruhig eine Tasse Apfelessig – er sorgt zuverlässig dafür, dass die Haut besser durchblutet wird und Sie weniger leicht frösteln.

Abends ist dann in jedem Fall wieder die Zeit für den Apfelessig-Drink gekommen. Trinken Sie ihn in langsam in kleinen Schlucken – so können Sie den Hunger, der sich bestimmt einstellt, unter-

drücken. Sie können zusätzlich noch Kräutertee trinken, um den Magen etwas zu füllen.

Der zweite Tag

Sie benötigen:

- mindestens 3 Gläser des Apfelessig-Drinks
- 0,5 Liter Gemüsebrühe (ohne Gemüsestücke)
- Mineralwasser, Kräutertee

Wenn Sie morgens aufgestanden sind, sollten Sie als Erstes den Apfelessig-Drink zu sich nehmen und einen etwa 30-minütigen Spaziergang an der frischen Luft machen. So regen Sie Ihren Kreislauf an. Wenn Sie dann nach Hause kommen, können Sie sich auf eine oder mehrere Tassen ungesüßten Kräutertee zum Frühstück freuen.

In jedem Fall sollten Sie sich anschließend gründlich reinigen. Im Verlauf der Fastenkur kommt es nämlich zu unangenehmen Körperausdünstungen – man merkt, dass die Schlackenstoffe allmählich aus dem Körper entfernt werden. Am besten Sie nehmen eine wechselwarme Dusche. Beginnen Sie damit, Ihren Körper von unten nach oben (von den Füßen zu den

Armen) lauwarm abzuduschen.
Dann senken Sie die Wassertemperatur ein wenig und duschen sich
erneut von unten nach oben ab.
Diese Prozedur wiederholen Sie
zwei- bis dreimal. Den Abschluss
bildet eine kühle Dusche. So regen
Sie die Durchblutung Ihres Körpers an – im Anschluss an die Dusche wird Ihnen angenehm warm
sein.

Legen Sie sich anschließend ruhig
für eine halbe Stunde hin – lesen
Sie etwas Schönes oder träumen
Sie einfach nur so ein wenig vor
sich hin.

Vielleicht warten Sie darauf, dass
Sie eine weitere „Dosis" Bittersalz
zu sich nehmen sollten, doch zur
Darmreinigung reicht es jetzt aus,
wenn Sie den Apfelessig-Drink
mehrfach am Tag zu sich nehmen.
Zu häufig sollten Sie Bittersalz
nämlich nicht verwenden.

Mittags nehmen Sie dann wieder
Ihre Gemüsebrühe in kleinen
Schlucken zu sich – vor der Mahl-
zeit trinken Sie ein Glas Ihres
Apfelessig-Drinks.

Am Nachmittag sollten Sie dann
nochmals an die frische Luft gehen
oder sich einer anderen angeneh-
men Beschäftigung widmen. Falls

Ihnen ein wenig kühl sein sollte,
können Sie ein warmes Apfelessig-
Fußbad zur Erwärmung des Körpers ausprobieren.

Geben Sie so viel warmes Wasser
(35–37 °C warm) in eine Schüssel,
dass Ihre Füße bedeckt sind.
Gießen Sie eine Tasse Apfelessig
hinzu und wärmen Sie Ihre Füße 5
Minuten lang im warmem Wasser
auf. Gießen Sie dann nochmals
heißes Wasser hinzu, bis die Wassertemperatur etwa 40 °C erreicht.
Jetzt müssten Ihre Füße allmählich
richtig schön warm werden.

Am Abend ist es dann wieder Zeit
für den Apfelessig-Drink. Im Anschluss daran können Sie so viel
Kräutertee oder Wasser trinken,
wie Sie möchten.

Auch ein Glas mit Wasser ge-
mischtem, frisch gepressten Orangensaft dürfen Sie ruhig noch zu
sich nehmen.

Dass Sie während der gesamten
Fastenkur keinen Alkohol und
Kaffee trinken und nicht rauchen,
versteht sich von selbst, denn sonst
werden Ihre Körperzellen nicht
ausreichend entgiftet.

Der dritte Tag

Das benötigen Sie:

- mindestens 3 Gläser des Apfelessig-Drinks
- 1 Jogurt mit frischen Erdbeeren oder anderem Obst der Saison
- 1 Apfel
- 1 Banane
- 300 Gramm frische Möhren
- 1 Hand voll Reis
- etwas grüner Salat

Heute dürfen Sie endlich wieder feste Nahrung zu sich nehmen. Vor dem Frühstück, das aus einem Jogurt mit frischen Früchten besteht, trinken Sie jedoch zuerst noch ein Glas des Apfelessig-Drinks. Dann waschen Sie sich gründlich – am besten nehmen Sie eine wechselwarme Dusche, wie bereits am zweiten Tag Ihrer Fastenkur. Mittags bereiten Sie sich eine nicht zu stark gewürzte Mahlzeit aus frischen, gekochten Möhren und ein wenig Reis zu. Dass Sie zwischendurch immer noch eine ausreichende Menge trinken (auch den Apfelessig-Drink), versteht sich von selbst – heute dürfen Sie ruhig schon wieder so viel Obstsaft trinken, wie Sie möchten.

Am Nachmittag ruhen Sie sich noch einmal so richtig aus. Schließlich ist so eine Fastenkur eine Belastung für den Organismus. Als Zwischenmahlzeit eignet sich ein Apfel und eine Banane. Abends trinken Sie dann vor dem Essen erneut ein Glas Apfelessig-Drink. Als Abendessen gibt es einen grünen Salat, den Sie mit Apfelessig zubereiten.

Die folgenden Tage

An den nächsten Tagen sollten Sie Magen und Darm noch nicht zu sehr belasten. Fangen Sie langsam wieder an normal zu essen – achten Sie vor allem darauf, dass Sie nicht zu viel Fett zu sich nehmen. Am besten, Sie nehmen zu Anfang viel Obst, Rohkost und Salate zu sich. Auch Pellkartoffeln und Vollkornbrot können Sie schon wieder essen. Auf Fleisch und fetten Käse sollten Sie zunächst noch verzichten. Denken Sie daran, dass Sie in jedem Fall auch weiterhin zumindest morgens den Apfelessig-Drink zu sich nehmen. Jetzt dürfen Sie aber ruhig einen Teelöffel Honig darunter mischen.

Entspannen Sie sich mit Apfelessig

Um fit und aktiv zu sein, muss man sich zwischendurch auch einmal gezielt entspannen. Das ist deshalb so wichtig, weil man durch Entspannung den ganzen Alltagsstress abbaut. Der Dauer-Stress schwächt nämlich das Immunsystem und macht den Organismus anfälliger für Krankheiten. Während der Stresssituation werden Hormone ausgeschüttet, die dafür sorgen, dass die Tätigkeit des Immunsystems auf ein Minimum reduziert wird. Der Grund: Die Energie, die das Immunsystem für seine Tätigkeit normalerweise verbraucht, wird zum Großteil dafür benötigt, die Stresssituation zu bewältigen. Die Hormone, die die Aktivität des Immunsystems eindämmen, können durch Entspannung abgebaut werden. Die Zeit, die Sie für die Entspannung aufwenden, ist also keine vergeudete Zeit – ganz im Gegenteil: Sie tun damit etwas für Ihre Gesundheit. Apfelessig kann Ihnen dabei helfen, sich richtig zu entspannen. Besonders gut eignet sich die Durchführung eines Apfelessig-Bads, um sich einmal richtig zu entspannen. Am besten schließen Sie die Tür zum Bad, damit Sie nicht gestört werden, oder Sie suchen sich einen Zeitpunkt für Ihr Bad aus, zu dem alle anderen Familienmitglieder aus dem Haus sind.

APFELESSIG-BAD

0,3 Liter Apfelessig

Füllen Sie die Badewanne mit 30–32 °C warmem Wasser und geben Sie den Apfelessig hinzu. Legen Sie sich in die Wanne, versuchen Sie die wohlige Wärme um sich herum intensiv wahrzunehmen und schließen Sie die Augen. Vielleicht haben Sie Lust auf eine Fantasiereise an einen Ort Ihrer Träume zu gehen? Auf diese Weise fällt es Ihnen am leichtesten, vom Alltag abzuschalten. Nach zehn bis 15 Minuten sollten Sie das Bad beenden. Trocknen Sie sich gründlich ab und ruhen Sie sich ruhig noch ein wenig auf dem Sofa aus oder legen Sie sich ins Bett.

APFELESSIG-LAVENDEL-BAD GEGEN STRESS

1 Tasse Lavendel (in der Apotheke erhältlich)
1 Liter Wasser
0,2 Liter Apfelessig

Übergießen Sie den Lavendel mit einem Liter kochenden Wassers. Lassen Sie den Aufguss 10 Minuten bedeckt ziehen. Seihen Sie dann die Lavendelblüten ab und geben Sie den Sud in das 35–37 °C warme Badewasser. Auch den Apfelessig schütten Sie hinein. Legen Sie sich für zehn bis 15 Minuten ins warme Wasser und atmen Sie ganz bewusst den Lavendelduft ein. Lavendel ist ein Kraut, das dazu beiträgt, den Stress abzubauen.

APFELESSIG-MELISSEN-BAD GEGEN NERVOSITÄT

200 Gramm Melisse (in der Apotheke erhältlich)
2 Liter Wasser
0,2 Liter Apfelessig

Geben Sie die Melisse in eine Schüssel, kochen Sie das Wasser und gießen Sie es über die Melisse. Lassen Sie das Ganze zehn Minuten ziehen und seihen Sie die Blätter durch ein Sieb über der mit 35–37 °C warmem Wasser gefüllten Badewanne ab. Geben Sie den Apfelessig ebenfalls in das Wasser und nehmen Sie ein höchstens 15 Minuten langes Bad. Die Melisse hilft gegen nervöse Erregungszustände und bei Schlafstörungen.

APFELESSIG-MEERSALZ-BAD GEGEN ERSCHÖPFUNG

800 Gramm Meersalz
0,2 Liter Apfelessig

Kippen Sie das Meersalz in die mit 35–37 °C gefüllte Badewanne und achten Sie darauf, dass es sich möglichst vollständig auflöst. Fügen Sie den Apfelessig hinzu und legen Sie sich für zehn Minuten in das Salzwasser. Duschen Sie sich im Anschluss noch einmal gründlich lauwarm ab, um das Salz von der Haut zu spülen. Ein solches Apfelessig-Meersalz-Bad hilft Ihnen vor allem dann, wenn Sie sich erschöpft und ausgebrannt fühlen.

APFELESSIG-BALDRIAN-BAD

150 Gramm Baldrianwurzel (in der Apotheke erhältlich)
1 Liter Wasser
0,2 Liter Apfelessig

Zerhacken Sie die Baldrianwurzel, geben Sie sie in ein großes Glas mit Schraubverschluss und gießen Sie das Wasser und den Apfelessig hinzu. Verschließen Sie das Glas und schütteln Sie die Mischung gut durch. Lassen Sie sie nun zwölf Stunden lang ziehen. Danach seihen Sie die Baldrianwurzel ab und geben den Sud in das 35 bis 37 °C warme Badewasser. Legen Sie sich für 15 Minuten in die Wanne. Im Anschluss daran duschen Sie sich noch einmal kurz lauwarm ab, denn nicht jeder schätzt den Baldriangeruch auf seiner Haut. Dieses Bad hilft bei nervöser Erregung und Erschöpfung. Auch wenn Sie nicht gut einschlafen, sollten Sie es einmal mit einem Apfelessig-Baldrian-Bad vor dem Schlafengehen versuchen.

APFELESSIG-BAD GEGEN STARKE ERREGUNG

0,4 Liter Apfelessig

Das folgende Bad sollten Sie nur durchführen, wenn Sie ganz gesund sind und Ihr Kreislauf intakt ist; wenn Sie nicht sicher sein sollten, ob das der Fall ist, fragen Sie Ihren Arzt. Es hilft ganz hervorragend gegen heftige Erregungszustände – anschließend fühlen Sie sich gewiss entspannt.
Füllen Sie die Badewanne mit ca. 35–37 °C warmem Wasser. Gießen Sie den Apfelessig hinzu und legen Sie sich in die Wanne. Nach fünf Minuten geben Sie etwas kaltes Wasser hinzu. Dann warten Sie drei Minuten.
Darauf drehen Sie den kalten Wasserhahn erneut auf. Das geht so lange, bis die Wassertemperatur bei etwa 29 °C liegt. Diese müsste nach ungefähr 20 Minuten erreicht sein. Steigen Sie danach aus der Wanne und trocknen Sie sich gründlich ab.

WECHSELWARME APFELESSIG-FUSSBÄDER

2 größere Schüssel
2 Tassen Apfelessig

Füllen Sie eine Schüssel mit kaltem (8–10 °C), die andere mit warmem Wasser (37 °C). Geben Sie in jede Schüssel eine Tasse Apfelessig und halten Sie Ihre Füße zunächst in das warme Wasser. Sind 3 Minuten vergangen, wechseln Sie mit den Füßen in die Schüssel mit kaltem Wasser. Hier verweilen Sie allerdings nur 20 Sekunden mit Ihren Füßen, dann geht es wieder zurück ins warme Wasser (erneut für drei Minuten). Diesen Wechsel führen Sie insgesamt drei- bis viermal durch. Am Ende halten Sie Ihre Füße in das kalte Wasser, trocknen Sie anschließend gründlich ab und ziehen warme Wollsocken an. Dieses Apfelessig-Fußbad regt die Lebensgeister an, wenn Sie sich müde und erschöpft fühlen. Kommen Sie z. B. von der Arbeit völlig ermattet nach Hause, haben abends aber noch eine Verabredung, kann Ihnen dieses Apfelessig-Fußbad helfen, wieder fit zu werden.

APFELESSIG-ARMBAD GEGEN ERSCHÖPFUNG

1 große Schüssel
0,2 Liter Apfelessig

Füllen Sie die Schüssel mit so viel kühlem Wasser (Temperatur: 10 °C), dass Sie Ihre Arme bis zur Hälfte der Oberarme hineintauchen können. Geben Sie nun den Apfelessig hinzu und tauchen Sie Ihre Arme ganz vorsichtig in das Apfelessig-Wasser. Nach 40 Sekunden nehmen Sie sie wieder heraus. Sie sollten ihre Arme jetzt allerdings nicht abtrocknen, sondern das Apfelessig-Wasser auf Ihrer Haut verdunsten lassen. Dieses Apfelessig-Armbad eignet sich vor allem als schnelle Hilfe für zwischendurch, wenn man beispielsweise nicht genug Zeit für ein Entspannungsbad hat.

APFELESSIG-SITZBAD ZUR ANREGUNG DER NERVEN

1 Tasse Apfelessig

Ein Apfelessig-Sitzbad können Sie selbst dann durchführen, wenn Sie keine Sitzbadewanne besitzen. Füllen Sie die Wanne nur zur Hälfte mit 37–38 °C warmem Wasser und geben Sie den Apfelessig hinzu. Damit der Oberkörper nicht zu kalt wird, können Sie eine Decke oder ein großes Baumwolltuch (z. B. ein Betttuch) über die Wanne legen. Bleiben Sie etwa 20 Minuten im warmem Wasser sitzen und entspannen Sie sich.

Dieses Bad tut sehr gut, wenn Sie müde und erschöpft oder nervös sind.

GANZKÖRPER-WASCHUNG MIT APFELESSIG GEGEN ERSCHÖPFUNG

0,5 Liter lauwarmes Wasser
0,5 Liter Apfelessig

Mischen Sie das Wasser mit dem Apfelessig und waschen Sie sich von unten nach oben mit dem Apfelessig-Wasser ab. Rubbeln Sie Ihre Haut richtig fest mit dem Waschlappen ab.

Wenn Sie fertig sind, trocknen Sie sich nicht ab, sondern lassen das Apfelessig-Wasser auf Ihrer Haut verdunsten. Sind Sie nach fünf Minuten noch nicht vollständig trocken, sollten Sie allerdings doch zum Handtuch greifen.

Die belebende und erfrischende Wirkung des Apfelessigs auf der Haut trägt dazu bei, dass Sie sich nach der Waschung weniger erschöpft fühlen.

ZITRONEN-APFELESSIG-DRINK GEGEN DIE ERSCHÖPFUNG

2 Esslöffel Zitronensaft (frisch gepresst)
2 Teelöffel Apfelessig
0,2 Liter kühles Mineralwasser

Rühren Sie den Zitronensaft und den Apfelessig in das Mineralwasser und nehmen Sie das Getränk in kleinen Schlucken zu sich. Dieser Drink entfaltet eine belebende Wirkung auf den Organismus, wenn Sie erschöpft sind. Sie können ihn aber auch gerne zwischendurch genießen, denn er enthält jede Menge gesunde Vitamine, vor allem Vitamin C, und stärkt die Abwehrkräfte.

ROTE-BETE-APFELESSIG-DRINK GEGEN DIE NERVOSITÄT

0,2 Liter Rote-Bete-Saft
2 Teelöffel Apfelessig

Mischen Sie den Rote-Bete-Saft mit dem Apfelessig und trinken Sie ihn in kleinen Schlucken. Möglich, dass Ihnen der Geschmack zunächst etwas merkwürdig vorkommt, doch bald werden Sie sich daran gewöhnt haben. Diesen Drink sollten Sie vor allem dann zu sich nehmen, wenn Sie sich nervös fühlen oder nicht einschlafen können. Er beruhigt die Nerven und sorgt dafür, dass Sie einen ruhigeren Schlaf haben.

ORANGEN-APFELESSIG-DRINK GEGEN STIMMUNGS-SCHWANKUNGEN

3 Teelöffel Apfelessig
0,2 Liter Orangensaft (frisch gepresst)

Rühren Sie den Apfelessig in den Orangensaft ein und nehmen Sie diesen Drink ruhig dreimal am Tag zu sich, wenn Sie unter Stimmungsschwankungen leiden – insbesondere, wenn Sie deprimiert sind. Dieser fruchtige Drink hellt die Stimmung auf – nicht zuletzt wegen seiner anregenden Farbe.

Apfelessig macht müde Muskeln wieder munter

Die meisten kennen das Gefühl, mit verspannten Muskeln aus dem Bett zu steigen. Jede Bewegung schmerzt, weil man in einer ungewohnten Körperhaltung geschlafen hat. Auch nach ungewohnter körperlicher Betätigung schmerzen die Muskeln häufig – in diesem Fall spricht man vom Muskelkater. Wer bei seiner beruflichen Tätigkeit viel stehen muss, hat abends häufig unter schmerzenden, müden Muskeln zu leiden. Apfelessig lindert die Schmerzen, die müde oder verspannte Muskeln verursachen.

Wenn die Muskeln „verkatert" sind ...

... wurden sie meistens durch körperliche Betätigung überbeansprucht. In den Muskelfasern reichern sich Stoffwechselabbauprodukte, insbesondere Milchsäure an, die die Schmerzen verursachen. Glücklicherweise vergeht so ein Muskelkater von selbst wieder und hinterlässt auch keine bleibenden körperlichen Schäden, doch wenn Sie Apfelessig einsetzen, wird dieser Prozess beschleunigt.

WECHSELWARME APFELESSIG-WASCHUNGEN

2 große Schüsseln
2 Tassen Apfelessig

In die eine Schüssel füllen Sie kaltes Wasser (8–10 °C), in die andere warmes Wasser. In jede der beiden Schüsseln geben Sie eine Tasse Apfelessig. Waschen Sie nun die Gliedmaßen, die „verkatert" sind, zunächst mit warmem Wasser gründlich ab. Dann ist das kalte Wasser an der Reihe – auch mit diesem Apfelessig-Wasser reiben Sie die Muskeln ein. Wiederholen Sie diesen Wechsel vier- bis fünfmal – am Ende ist das kalte Wasser an der Reihe. Trocknen Sie sich im Anschluss gründlich ab. Sie werden sehen, dass es Ihren Muskeln bald schon etwas besser geht.

APFELESSIG-BAD

0,4 Liter Apfelessig

Lassen Sie die Badewanne mit 37 °C warmem Wasser voll laufen. Gießen Sie den Apfelessig hinzu und legen Sie sich in die Wanne. Bleiben Sie etwa 15 Minuten in dem warmem Wasser liegen – wenn Sie möchten, können Sie mit Ihren Händen die vom Muskelkater betroffenen Muskelpartien etwas massieren. Wenn Sie aus der Wanne gestiegen sind, trocknen Sie sich gründlich ab. Der Apfelessig regt die Durchblutung an und sorgt dafür, dass die Milchsäure schneller aus den Muskelfasern „ausgeschwemmt" wird.

Apfelessig gegen Muskelverspannungen

Für die Behandlung von Muskelverspannungen benötigen Sie nur Apfelessig pur. Reiben Sie die verspannten Muskeln mit dem Apfelessig ein und lassen Sie ihn auf der Haut verdunsten. Die durchblutungsfördernde Wirkung des Apfelessigs trägt dazu bei, dass Sie Ihre Muskeln bald wieder besser bewegen können.

Apfelessig
gegen müde Beine

APFELESSIG-FUSSBAD

1 Schüssel
4 bis 5 Liter Wasser
1 Tasse Apfelessig

Geben Sie das warme Wasser
(35–37 °C) in die Schüssel und
gießen Sie den Apfelessig hinzu.
Halten Sie Ihre Füße in die Schüssel und lassen Sie das warme Apfelessig-Wasser 10 Minuten einwirken. Dann trocknen Sie die Füße
gut ab und ziehen warme Socken
über. Ihre Beine und Füße werden
sich danach schon viel entspannter
fühlen.

APFELESSIG-WALNUSS-
WICKEL

4 Teelöffel Walnussblätter
0,4 Liter kochendes Wasser
0,2 Liter Apfelessig
4 Baumwolltücher

Übergießen Sie die Walnussblätter
mit dem kochenden Wasser. Lassen Sie den Aufguss etwa 10 Minuten lang ziehen und seihen Sie
dann die Walnussblätter ab. Geben
Sie den Apfelessig zu dem Aufguss
hinzu und tränken Sie zwei der
Tücher mit dem Sud. Die Tücher
gut auswringen und dann um
Füße und Unterschenkel wickeln.
Die zwei anderen trockenen
Tücher schlingen Sie um die Ap-
felessig-Walnuss-Wickel. Die
Wickel lassen Sie 20 Minuten lang
einwirken. Dann entfernen Sie sie
und spülen die Füße mit lauwarmem Wasser ab. Diese Wickel helfen gegen Fußschweiß und sorgen
gleichzeitig dafür, dass die Muskeln
besser durchblutet werden.

QUARK-APFELESSIG-
PACKUNG

500 Gramm Magerquark
3 Esslöffel Milch
1 Esslöffel Apfelessig
3 Baumwolltücher

Vermischen Sie den Quark mit der
Milch und dem Apfelessig. Tragen
Sie die Quark-Apfelessig-Packung
auf die Waden auf und umwickeln
Sie sie mit jeweils einem Tuch. Am

besten ist es, wenn Sie um die Tücher noch ein weiteres Tuch schlingen, dann können Sie sicher sein, dass die Packung Ihr Bett oder Sofa, auf dem Sie liegen, nicht beschmutzt. Lassen Sie die Packung so lange auf den Waden, bis der Quark etwas eingetrocknet ist. Waschen Sie die Beine anschließend gründlich ab. Die Wirkstoffe des Quarks und des Essigs sorgen dafür, dass sich die Muskulatur wieder entspannen kann.

THYMIAN-APFELESSIG-WICKEL

1 Hand voll Thymian (in der Apotheke erhältlich)
0,5 Liter Wasser
0,2 Liter Apfelessig
4 Baumwolltücher

Übergießen Sie den Thymian mit dem kochenden Wasser und lassen Sie den Aufguss 10 Minuten lang bedeckt ziehen. Seihen Sie den Thymian ab, geben Sie den Apfelessig hinzu und tränken Sie zwei der Baumwolltücher in der Flüssigkeit. Umwickeln Sie nun die Füße

mit den Tüchern. Schlingen Sie die anderen Tücher um die feuchten Wickel und legen Sie Ihre Beine für 15 Minuten hoch. Entfernen Sie die Wickel, waschen Sie die Füße mit lauwarmem Wasser und trocknen Sie gründlich ab. Diese Wickel helfen vor allem gegen schlecht durchblutete Füße, die ständig kalt sind.

APFELESSIG-FUSSDAMPFBAD

3 Liter Wasser
1 Schüssel
0,3 Liter Apfelessig
2 nicht allzu breite Bretter
1 Baumwolltuch

Füllen Sie das kochende Wasser in die Schüssel und geben Sie den Apfelessig hinzu. Legen Sie die zwei Bretter über die Schüssel, sodass in der Mitte eine Lücke zwischen ihnen entsteht, durch die der Dampf entweichen kann. Setzen Sie sich mit nackten Beinen auf einen Stuhl und stellen sie die Füße auf die Bretter. Legen Sie das Baumwolltuch über die Beine und die Schüssel, sodass der Dampf zu den Füßen und den Beinen hochsteigen kann. Wenn das Wasser abgekühlt ist, brechen Sie das Dampfbad ab und trocknen Ihre Füße und Beine. Dieses Dampfbad trägt dazu bei, die Muskeln in den Beinen zu entkrampfen und fördert die Durchblutung.

sich. Das Arnika-Apfelessig-Bad eignet sich besonders gut gegen schmerzende Gelenke.

Doch auch zur Entspannung trägt es nachhaltig bei. Sie schlagen mit diesem Bad also zwei Fliegen mit einer Klappe.

ARNIKA-APFELESSIG-BAD

3 Liter Wasser
2 Tassen Arnikablüten (in der Apotheke erhältlich)
0,2 Liter Apfelessig

Geben Sie das kalte Wasser in einen Topf und fügen Sie die Arnikablüten hinzu. Rühren Sie gut um, damit die Arnikablüten zum Großteil mit Wasser bedeckt sind. Lassen Sie die Mischung bedeckt über Nacht stehen.
Kochen Sie das Wasser mit den Blüten am nächsten Tag kurz auf und lassen Sie den Sud noch einmal 10 Minuten lang ziehen. Seihen Sie dann die Blüten ab und geben Sie den Sud an das warme Badewasser (35–37 °C). Gießen Sie auch den Apfelessig hinzu.
Legen Sie sich für 15 Minuten in die Wanne und entspannen Sie

Fitness fürs Gehirn

Mit zunehmendem Alter werden die meisten von uns vergesslicher. Der Grund: Mit den Jahren sterben immer mehr Nervenzellen im Gehirn ab, die sich leider – im Gegensatz zu allen anderen Zellen unseres Körpers – nicht regenerieren.
Am Sterben der Nervenzellen tragen bestimmte Teilchen, die so genannten freien Radikale, eine Mitschuld. Bei diesen freien Radikalen handelt es sich um sehr aggressive Teilchen, die bei jedem Atemzug in unserem Körper entstehen, aber auch durch den Zigarettenrauch vermehrt in unseren Körper eindringen. Diese freien Radikale schädigen die Zellen unseres Körpers, natürlich auch die Nervenzellen im Gehirn, sodass sie manchmal sogar absterben.

Glücklicherweise gibt es Stoffe, die diese freien Radikale unschädlich machen. Dazu gehören Vitamin C, Vitamin E und Provitamin A. All diese Stoffe sind im Apfelessig enthalten.

Kein Wunder, dass diejenigen, die kurmäßig jeden Tag ein Getränk mit Apfelessig zu sich nehmen, geistig reger sind als andere. Sie können natürlich auch von dieser Wirkung profitieren.

Ein solcher Fitmacher für das Gehirn ist der folgende Drink:

APFELESSIG-HONIG-DRINK

2 Teelöffel Apfelessig
1 Teelöffel Honig
0,2 Liter Wasser

Mischen Sie alle Zutaten für den Drink zusammen und trinken Sie ihn regelmäßig morgens noch vor dem Frühstück. Die in ihm enthaltenen Vitamine bekämpfen die freien Radikale und sorgen dafür, dass auch Ihr Gehirn fit und aktiv bleibt bis ins hohe Alter.

Die besten Apfelessig-Schlankheits-Tipps

Mit Hilfe von Apfelessig wird es Ihnen bestimmt gelingen, überflüssige Pfunde zu verlieren. Denn Apfelessig ist ein natürliches Schlankheitsmittel. Er regt den Stoffwechsel an und sorgt dafür, dass die Nahrung besser verwertet wird und der Körper mehr Energie verbraucht als zuvor. Wer abends Apfelessig zu sich nimmt, kann sogar damit rechnen, „über Nacht" abzunehmen. Das hat einen ganz einfachen Grund: Im Apfelessig ist Vitamin C enthalten.

Sie verstehen nicht, warum Vitamin C dazu beiträgt, das Gewicht zu reduzieren?

Dieses Vitamin regt die Hirnanhangdrüse an verstärkt Wachstumshormone herzustellen. Die Wachstumshormone werden nicht nur während der Jugend produziert, sondern auch noch im hohen Alter. Sie sind praktisch der Schlüssel zu den Fettzellen: Die Wachstumshormone sorgen dafür, dass die Fettzellen Fett freisetzen.

Und dieses Fett wollen Sie ja schließlich loswerden! Einen kleinen Haken hat die Sache allerdings noch: Sie müssen abends zusätzlich eiweißreiche Kost zu sich nehmen, damit der Körper überhaupt in der Lage ist, eine ausreichende Menge Wachstumshormone zu bilden. Kombinieren Sie deshalb bei Ihrem Abendessen eiweißhaltige Kost mit Nahrungsmitteln, die Vitamin C enthalten. Am besten ist es, Sie nehmen vor dem Schlafengehen einen Drink mit viel Apfelessig zu sich.

Vitamin-C-reicher Apfelessig-Drink

0,2 Liter Orangensaft
2 Esslöffel Zitronensaft
2 Teelöffel Apfelessig

Mischen Sie den Orangensaft mit dem Zitronensaft und dem Apfelessig. Trinken Sie diese „Vitamin-

C-Bombe" vor dem Schlafengehen. Am besten essen Sie noch einen fettarmen Jogurt dazu. Dann können Sie sicher sein, dass Ihr Körper eine größere Menge an Wachstumshormonen bildet.

Leckere, kalorienarme Kost mit Apfelessig

Auf den folgenden Seiten finden Sie zahlreiche Rezepte, die Apfelessig enthalten und die Sie im Rahmen einer Schlankheitskur einmal ausprobieren sollten. Schließlich kurbelt Apfelessig den Stoffwechsel an und sorgt dafür, dass Ihr Körper mehr Energie verbraucht.

Wenn Sie abnehmen wollen, sollten Sie jedoch zusätzlich darauf achten, dass Sie etwa 300 Kilokalorien täglich weniger zu sich nehmen, als Ihr Körper eigentlich verbraucht.

Bei einer Frau, die eine leichte körperliche Tätigkeit verrichtet, wären das etwa 1800 Kilokalorien am Tag; ein Mann mit einer leichten körperlichen Tätigkeit müsste etwa 2100 Kilokalorien zu sich nehmen, um sein Gewicht zu reduzieren. Bitte verringern Sie die Kalorienzahl nicht auf eigene Faust weiter – Sie würden zwar schneller abnehmen, doch nach Abschluss der Diät hätten Sie die Pfunde auch rasch wieder auf den Rippen.

Der Stoffwechsel stellt sich nämlich um, wenn man zu wenig Energie mit der Nahrung zu sich nimmt. Er verlangsamt sich. Auch nach der Diät ist der Stoffwechsel noch verlangsamt, was bedeutet, dass Sie nun wieder zunehmen, wenn Sie genauso viele Kalorien wie vor Ihrer Diät zu sich nehmen. Diesen Effekt bezeichnet man auch als Jojo-Effekt.

Bei einer geringeren Reduktion der Kalorienzahl stellt sich der Stoffwechsel nicht so stark um – Sie brauchen also keine Angst haben, dass Sie zunehmen, wenn Sie wieder normal essen.

WÜRZEN MIT APFELESSIG-SENF

250 Gramm Senfkörner
0,7 Liter Apfelessig
1 Esslöffel Honig
Salz

1. Die Senfkörner im Mörser zerstoßen, sodass Senfmehl entsteht.
2. Apfelessig hinzufügen, gut vermischen und in einen Topf füllen.
3. Die Mischung aufkochen lassen, Honig und etwas Salz unterrühren.
4. Den Senf in Gläser mit Schraubverschluss abfüllen, abkühlen lassen und den Apfelessig-Senf kühl und dunkel aufbewahren.

Tipp

Den Apfelessig-Senf können Sie zum Würzen verschiedener Speisen verwenden. Der Vorteil des Apfelessig-Senfs: Durch seine die Verdauung anregende Wirkung trägt er dazu bei, dass manche Nährstoffe aus der Nahrung nicht vom Organismus aufgenommen werden. Dadurch hilft er Ihnen beim Abnehmen, denn was vom Körper nicht aufgenommen wird, kann auch nicht dick machen. Dieser

Senf passt zu Fleisch-, Fisch- und Gemüsegerichten.

OMELETT MIT PILZEN

Für 2 Personen

150 Gramm Champignons
3 Eier
2 Esslöffel Milch
1 Teelöffel Apfelessig
1 Esslöffel Petersilie (gehackt)
1 Esslöffel Schnittlauch (gehackt)
Salz und Pfeffer
1 Esslöffel Sonnenblumenöl

1. Champignons waschen, abschrubben und in dünne Scheiben schneiden.
2. Eier, Milch, Apfelessig, Kräuter, Salz und Pfeffer in eine Rührschüssel geben und miteinander vermischen.
3. Das Öl in der Pfanne erhitzen und die Champignons darin andünsten.
4. Die Omelettmischung hinzugeben und bei schwacher Hitze garen, bis die eine Seite leicht bräunlich ist, dann wenden und von der anderen Seite garen lassen. Warm servieren.

Tipps

Wenn Sie es gern ein wenig saftiger mögen, können Sie eine Tomate in Scheiben schneiden und das Omelett damit belegen.
Dieses Gericht eignet sich zwar wunderbar als Mittagessen. Wenn Sie es jedoch am Abend zu sich nehmen, kurbeln Sie durch die große Menge des in ihm enthaltenen Eiweißes und den Apfelessig die Produktion von Wachstumshormonen an, die die Fettzellen aufschließen und das Fett freisetzen.

Pro Portion:
ca. 200 Kilokalorien

SPARGELSALAT

Für 2 Personen

700 Gramm weißer Spargel
2 Liter Wasser
Salz, Muskatnuss
2 Esslöffel Öl
250 Gramm Zuckerschoten
1 Esslöffel Apfelessig-Senf
(siehe Rezept Seite 124)
4 Esslöffel Apfelessig
40 Gramm gekochter Schinken

1. Spargel sorgfältig schälen und in kleine Stücke schneiden.
2. Topf mit ca. 2 Litern Wasser füllen, Salz, Muskat und 1 Esslöffel Öl hinzugeben und zum Kochen bringen. Spargel darin 15 Minuten kochen. Dann abtropfen lassen.
3. In der Zwischenzeit die Zuckerschoten säubern. Kurz im Spargelwasser blanchieren und mit dem Spargel vermischen.
4. 100 Milliliter Spargelwasser mit dem Essig-Senf, 1 Esslöffel Öl und dem Essig vermengen. Salzen und Pfeffern und unter den Spargel und die Zuckerschoten mischen.
5. Schinken in dünne Streifen schneiden und zum Salat hinzugeben. Salat lauwarm servieren.

Pro Portion:
ca. 300 Kilokalorien

Tipp

Da dieser Salat sehr viel Apfelessig enthält, kurbelt er den Stoffwechsel hervorragend an. Der Spargel entwässert die Zellen und sorgt dafür, dass Stoffwechselprozesse reibungsloser ablaufen.

TOMATEN MIT MOZZARELLA UND BASILIKUM

Für 1 Person

100 Gramm Mozzarella
3 Tomaten
1 kleine Zwiebel
1 Esslöffel Apfelessig
1/2 Esslöffel Olivenöl
1 Teelöffel kaltes Wasser
Pfeffer und Salz
1 Teelöffel Basilikum (gehackt)

1. Den Mozzarella in dünne Scheiben schneiden, die Scheiben in schmale Streifen schneiden.
2. Die Tomaten waschen, die Stielansätze entfernen und die Tomaten in dünne Scheiben schneiden.
3. Tomaten auf einem Teller anrichten und Mozzarellastreifen darüber verteilen.
4. Apfelessig in einem kleinen Gefäß mit Öl verrühren, einen Teelöffel kaltes Wasser hinzufügen, pfeffern und salzen.
5. Die Sauce über die Tomaten gießen und das Basilikum darüber streuen.

Pro Portion:
ca. 390 Kilokalorien

Tipp

Dieses Gericht eignet sich gut als Abendessen, denn es belastet den Magen nicht, enthält aber reichlich Eiweiß und Vitamin C, wodurch die Produktion der fettfreisetzenden Wachstumshormone angeregt wird.

ROTKOHLSALAT MIT SCHAFSKÄSE

Für 2 Personen

300 g Rotkohl, 1 Zwiebel
1 Esslöffel Sonnenblumenöl
2 Esslöffel Apfelessig
1 Teelöffel Zitronensaft
Salz, Pfeffer, etwas Zucker
100 Gramm Schafskäse

1. Den Rotkohl säubern und in dünne Streifen schneiden.
2. Die Zwiebel schälen und fein zerhacken.
3. Das Öl mit dem Essig, dem Zitronensaft, Salz, Pfeffer und etwas Zucker verrühren und mit dem Rotkohl und der Zwiebel verrühren. 30 Minuten ziehen lassen.
4. Den Schafskäse zerkleinern und über den Salat streuen.

Pro Portion:
200 Kilokalorien

Tipp

Diesen Salat können Sie abends essen. Er enthält reichlich Vitamin C und Eiweiß, sodass Sie sicher sein können, dass die fettfreisetzenden Wachstumshormone von Ihrem Körper produziert werden.

SAUERKRAUTSALAT MIT ANANAS UND APFELESSIG

Für 2 Personen

300 Gramm loses Sauerkraut
100 Gramm frische Ananas
2 Esslöffel Apfelessig
2 Esslöffel süße Sahne
3 Esslöffel Ananassaft
Salz, Pfeffer, Kümmel

1. Das Sauerkraut mit der zuvor in Stücke zerteilten Ananas vermischen.
2. Den Essig mit der Sahne und dem Ananassaft in einer kleinen Schüssel verrühren und die Gewürze hinzugeben.
3. Die Sauce über Sauerkraut und Ananas gießen und alles gründlich

vermischen. Den Salat vor dem Servieren 30 Minuten im Kühlschrank kalt stellen.

Pro Portion:
ca. 175 Kilokalorien

Tipp

Dieser Salat hat eine leicht abführende Wirkung. Er sorgt dafür, dass der Nahrungsbrei den Darm rascher passieren kann und nicht alle Nährstoffe vom Körper aufgenommen werden, dadurch trägt er zur Gewichtsabnahme bei.

ENDIVIEN-SALAT MIT SELLERIE

Für 2 Personen

200 Gramm Staudensellerie
1/2 Endiviensalat
2 Esslöffel Apfelessig
Salz
Pfeffer
1 Teelöffel Apfelessig-Senf (siehe Rezept S. 124)
2 Esslöffel Olivenöl
1 Esslöffel saure Sahne
50 Gramm magerer Kochschinken
1/2 Apfel

1. Den Staudensellerie putzen und die Stangen in kleine Stücke schneiden.
2. Den Endiviensalat waschen, abtropfen lassen, die inneren Blätter für den Salat klein schneiden.
3. Apfelessig mit Salz, Pfeffer, Senf, Öl und saurer Sahne mischen. Sauce über den Salat geben und gut unterrühren.
4. Kochschinken in dünne Streifen schneiden.
5. Apfel schälen und halbieren, das Kerngehäuse entfernen und eine Hälfte des Apfels in kleine Stücke zerteilen.
6. Schinken und Apfel über den Salat streuen und servieren.

Pro Portion:
ca. 200 Kilokalorien

Tipp
Dieser Salat eignet sich ganz hervorragend zum Abnehmen, weil er neben dem Apfelessig noch den verdauungsfördernden Apfelessig-Senf enthält. Einerseits kurbelt dieser Salat den Stoffwechsel an, andererseits beschleunigt er die Verdauung.

SALAT AUS BANANEN UND MELONEN

Für 2 Personen

2 Bananen
3 Esslöffel Apfelessig
100 Gramm Karotten
300 Gramm Honigmelone
5 Esslöffel Kefir
3 Teelöffel Honig

1. Die Bananen schälen und klein schneiden. Mit zwei Esslöffeln Apfelessig übergießen.
2. Die Karotten schälen und zerreiben.
3. Die Melone schälen und in kleine Stücke schneiden. Bananen, Karotten und Melone mit einander vermischen.
4. Den Kefir mit dem letzten Esslöffel Apfelessig verrühren und den Honig untermischen. Die Sauce über den Salat geben.

Tipp
Diesen Salat sollten Sie häufiger als Abendessen genießen. Durch Vitamin C und Eiweiß trägt er dazu bei, dass der Körper während des Schlafs Wachstumshormone herstellt, die Fett abbauen.

RINDFLEISCH CHINESISCH

Für 2 Personen

200 Gramm Hüftsteak
1 Esslöffel Sojasauce
1 Esslöffel Apfelessig
100 Gramm Brokkoli
1 Knoblauchzehe
½ Bund Frühlingszwiebeln
1 Karotte
100 Gramm Champignons
1 kleines Stück Ingwerwurzel
1 Esslöffel Sonnenblumenöl
¼ Teelöffel schwarzer Pfeffer
1 Prise Jodsalz
¼ Teelöffel Currypulver

1. Das Fleisch in dünne Streifen schneiden und etwa 20 Minuten lang in einer Mischung aus Sojasauce und Apfelessig einlegen.
2. Den Brokkoli säubern und kleine Röschen abzupfen. Die Knoblauchzehe schälen und zerdrücken. Die Frühlingszwiebeln putzen und zerteilen.
3. Die Karotte schälen und in schmale, kurze Streifen schneiden. Die Pilze säubern und in dünne Scheiben schneiden. Die Ingwerwurzel schälen und in feine Stücke hacken.

4. Die Hälfte des Pflanzenöls in die Pfanne geben und die Hälfte des Knoblauchs sehr kurz darin anbraten, sonst verbrennt er. Gemüse und Pilze hinzugeben und unter Rühren leicht andünsten, sodass alles noch bissfest ist. Dann das Gemüse aus der Pfanne heben.
5. Zum Fleisch etwas Pfeffer und Salz hinzugeben, den Rest des Öls in die Pfanne gießen und erhitzen. Das Fleisch scharf anbraten.
6. Knoblauch und Currypulver hinzufügen.
7. Gemüse in die Pfanne geben und unter ständigem Rühren erneut zwei bis drei Minuten erhitzen.

Pro Portion:
ca. 230 Kilokalorien

Tipp

Mit diesem Gericht wird es Ihnen nicht nur leicht fallen abzunehmen, es enthält auch große Menge Vitaminen, die durch das schonende Garen erhalten bleiben.

KARTOFFEL-GRATIN

Für 4 Personen

1 Kilogramm Kartoffeln
1 Teelöffel Butter
Salz, Pfeffer, Muskatnuss
150 Gramm alter Gouda (gerieben)
200 Milliliter Weißwein
150 Milliliter Gemüsebrühe
2 Teelöffel Apfelessig
2 Esslöffel Petersilie (gehackt)
100 Milliliter süße Sahne
Salz und Pfeffer

1. Ofen auf 220 °C vorheizen.
2. Kartoffeln schälen, in sehr dünne Scheiben schneiden. Auflaufform mit der Butter einreiben, Kartoffelscheiben darin übereinanderschichten, einzelne Schichten mit Salz, Pfeffer und Muskatnuss und insgesamt 100 Gramm Käse bestreuen.
3. Wein, Brühe und Apfelessig mischen und über die Kartoffeln gießen. Das Gratin in den Ofen geben und ca. 60 Minuten lang backen.
4. Gratin aus dem Ofen nehmen, die letzten 50 Gramm Käse und die Petersilie über das Gratin streuen.

5. Die Sahne mit etwas Salz und Pfeffer vermischen und über das Gratin gießen
6. Das Gratin für 15 Minuten in den Ofen stellen. Heiß servieren.

Pro Portion:
ca. 390 Kilokalorien

Tipp
Dieses Gericht können Sie als Hauptgericht oder Beilage servieren.

SCHWEINEMEDAILLONS ÜBERBACKEN

Für 2 Personen

250 Gramm Schweinefilet
150 Gramm Champignons
1 Zwiebel
1 Esslöffel Sonnenblumenöl
150 Milliliter fettarme Milch
(1,5% Fett)
1 Esslöffel Apfelessig
Pfeffer, Salz, Kapern
1 Esslöffel Speisestärke
30 Gramm geriebener Emmentaler

1. Das Schweinefilet in schmale Scheiben (Medaillons) schneiden.

2. Die Champignons säubern und in dünne Scheiben schneiden. Die Zwiebel schälen und zerhacken.

3. Die Medaillons in dem Öl in einer Pfanne anbraten, sodass sie fast gar sind. Dann aus der Pfanne nehmen.

4. Die Champignons und die Zwiebel in die Pfanne geben, in der sich noch das Öl vom Fleisch befindet, und andünsten.

5. Die Milch und den Apfelessig in einem Topf erhitzen, mit Salz, Pfeffer und Kapern würzen und mit der Speisestärke andicken. Champignons und Zwiebel hinzufügen.

6. Medaillons in eine beschichtete Auflaufform geben, Sauce darüber gießen und mit dem Käse bestreuen. Für 20 bis 30 Minuten bei 220 °C im Backofen garen.

Pro Portion:
ca. 450 Kilokalorien

Tipp
Zu diesem Gericht, das viel Eiweiß enthält, passen Kartoffeln oder Nudeln. Der Apfelessig kurbelt den Stoffwechsel an und sorgt dafür, dass der Körper mehr Energie verbraucht.

FISCH MIT TOMATEN-KERBEL-SAUCE

Für 2 Personen

150 Gramm reife Tomaten
1 Zwiebel
1 Knoblauchzehe
1 Teelöffel Olivenöl
1 Teelöffel grüner Pfeffer
1 Teelöffel Kerbel
1 Teelöffel Pfeffer
1 Teelöffel Apfelessig
1 Teelöffel Zitronensaft
300 Gramm Fischfilet (Rotbarsch, Seelachs oder Ähnliches)
100 Milliliter Weißwein
2 Teelöffel Margarine

1. Tomaten waschen, Stielansätze entfernen. Tomaten für einige Sekunden in kochendes Wasser tauchen, enthäuten, vierteln und Kerne entfernen, anschließend pürieren.

2. Zwiebel und Knoblauchzehe schälen. Zwiebel fein zerhacken, Knoblauch durch die Knoblauchpresse geben.

3. Öl in einem Topf erhitzen, Knoblauch und Zwiebel kurz darin andünsten. Tomatenpüree und grünen Pfeffer hinzugeben. Das

Ganze ca. 4 Minuten vor sich hinköcheln lassen.

4. Kerbel, Pfeffer und Apfelessig hinzufügen. Noch einmal 5 Minuten köcheln lassen. Sauce vom Herd nehmen und Zitronensaft unterrühren.

5. In der Zwischenzeit Fischfilets waschen und in eine Auflaufform füllen. Weißwein darüber gießen und Margarine hinzufügen.

6. Auflaufform in den auf 220 °C vorgeheizten Backofen schieben und 10 bis 20 Minuten lang backen lassen – der Fisch muss gar sein.

7. Fisch auf Teller füllen und mit der Tomatensauce übergießen.

Pro Portion:
ca. 400 Kilokalorien

Tipp

Dieses Fischgericht ist nicht nur schmackhaft, es enthält auch sehr viel Eiweiß und Vitamin C und kurbelt – wird es abends als Hauptmahlzeit serviert – die nächtliche Produktion der Wachstumshormone an, wodurch die Fettzellen Fett freisetzen. Außerdem sind in Meeresfisch die so genannten Omega-3-Fettsäuren enthalten, die einen gewissen Schutz vor Arteriosklerose (Arterienverkalkung) und damit vor Herz-Kreislauferkrankungen verleihen.

FISCHSUPPE EXOTISCH

Für 2 Personen

1 Knoblauchzehe
1 Esslöffel Sonnenblumenöl
1/2 Teelöffel Paprikapulver edelsüß
1 Zwiebel
300 Gramm Kartoffeln
1/2 rote Paprika
1 Karotte
1 Messerspitze Oregano
1 Petersilienzweig
1 Lorbeerblatt
0,5 Liter Wasser
3 Esslöffel Apfelessig
400 Gramm Rotbarschfilet

1. Die Knoblauchzehe schälen. Öl in einem Topf erhitzen und die ganze Knoblauchzehe hinzufügen. Knoblauch leicht braun anbraten und aus dem Öl entfernen. Paprikapulver mit dem Öl vermischen.

2. Zwiebel schälen und fein zerhacken. In das Öl geben und glasig anbraten.

3. Kartoffeln schälen und in kleine Stücke schneiden; Paprika und Karotte putzen und in Streifen bzw. Scheiben schneiden. Das Gemüse in den Topf geben, Oregano, Petersilienzweig und Lorbeerblatt hinzufügen und 2 Minuten andünsten. Mit 0,5 Liter Wasser ablöschen und den Apfelessig hinzufügen.

4. Die Kartoffeln und das Gemüse 15–20 Minuten bei geringer Hitze leicht vor sich hinköcheln lassen – die Kartoffeln dürfen noch nicht ganz gar werden.

5. In der Zwischenzeit die Fischfilets in nicht allzu kleine Stücke schneiden.

6. Den Fisch in den Topf geben und weitere 10 Minuten köcheln lassen.

7. Petersilienzweig und Lorbeerblatt aus der Suppe nehmen und servieren.

Pro Portion:
ca. 320 Kilokalorien

Tipp
Eine Fischsuppe eignet sich im Rahmen einer Kur zur Gewichtsreduzierung hervorragend als Hauptmahlzeit.

GEBACKENE TOMATEN

Für 2 Personen

4 Tomaten
1 Knoblauchzehe
1 Teelöffel Schnittlauch
2 Teelöffel Weißwein
1 Teelöffel Apfelessig
1 Teelöffel Sonnenblumenöl
Salz, Pfeffer
30 Gramm Emmentaler (gerieben)

1. Die Tomaten an der Oberseite aufschneiden, das Fruchtfleisch herausholen und aufbewahren.

2. Die Knoblauchzehe schälen und durch die Knoblauchpresse geben.

3. Tomatenfruchtfleisch mit dem Knoblauch, dem Schnittlauch, Weißwein, Apfelessig und Öl vermischen. Mischung salzen und pfeffern und in die ausgehöhlten Tomaten geben.

4. Tomaten in einer Auflaufform bei 180 °C 10 Minuten lang im Backofen backen.

5. Emmentaler über die Tomaten streuen und backen, bis der Käse verlaufen ist. Heiß servieren.

Pro Portion:
ca. 140 Kilokalorien

LINSENEINTOPF MIT GEMÜSE UND KRÄUTERN

Für 2 Personen

100 Gramm getrocknete Linsen
150 Gramm Kartoffeln
1 kleine Karotte
1 kleines Stück Sellerie
(ca. 20 Gramm)
1 kleine Zwiebel
1 kleine Stange Porree
50 Gramm fettarmer roher Schinken
1 Esslöffel gehackte Petersilie
1/2 Teelöffel getrockneter Thymian
1 Zweig Liebstöckel
1 Esslöffel Apfelessig
flüssiger Süßstoff
Salz und Pfeffer

1. Die Linsen 12 Stunden lang in kaltem Wasser quellen lassen. Wasser nach dem Einweichen nicht ganz abgießen – 500 Milliliter aufbewahren!
2. Kartoffeln schälen und in kleine Stücke schneiden. Karotte, Sellerie und Zwiebel schälen, Porree säubern und alles klein schneiden. Den Schinken in schmale Streifen schneiden.
3. Den Topf mit den Linsen auf den Herd stellen, aufkochen und ca. 15 Minuten bei geringer Hitze köcheln lassen.
4. Die Kartoffeln, das Gemüse, die Petersilie, den Thymian und den Liebstöckel hinzufügen und 20–30 Minuten garen (die Kartoffeln müssen weich sein).
5. Den Liebstöckel entfernen, die Suppe mit Essig, Süßstoff, Pfeffer und Salz würzen und servieren.

Pro Portion:
ca. 340 Kilokalorien

Tipp
Dieser Linseneintopf enthält viele Kohlenhydrate und Ballaststoffe und sättigt daher für längere Zeit.

SPAGETTI MIT TOMATEN-BASILIKUM-SAUCE

Für 2 Personen

250 Gramm Hartweizenspagetti
200 Gramm reife Tomaten
2 Knoblauchzehen
2 Esslöffel Olivenöl
1 Teelöffel Apfelessig
1 Esslöffel Basilikum (gehackt)
Pfeffer, Salz
10 schwarze Oliven

1. Die Nudeln in reichlich Salzwasser bissfest (al dente) kochen. Abgießen und mit lauwarmem Wasser abspülen.
2. In der Zwischenzeit die Tomaten waschen, Stielansätze entfernen. Tomaten für einige Sekunden in kochendes Wasser tauchen, enthäuten, halbieren und Kerne entfernen. Dann zerdrücken.
3. Die Knoblauchzehen schälen und durch die Knoblauchpresse drücken.
4. Tomaten, Knoblauch, Öl, Apfelessig, Basilikum, Salz und Pfeffer vermischen und zu einer Sauce verrühren. Oliven in dünne Scheiben schneiden und unterrühren.
5. Die Sauce kalt (am besten gekühlt) über die Spagetti geben.

Pro Portion:
ca. 420 Kilokalorien

Tipp
Dieses leckere Spagettigericht ist eine geeignete Hauptmahlzeit im Rahmen einer Diät. Es enthält wenig Fett, aber viele Kohlenhydrate und sättigt daher anhaltend. Der Apfelessig hilft, dass die aufgenommene Energie rascher vom Körper verbrannt wird.

SCHIKOREE-AUFLAUF

Für 2 Personen

1 Kilogramm Schikoree
Salz
3 Teelöffel Apfelessig
1 Teelöffel Butter
100 Milliliter fettarme Milch
Pfeffer
1 Teelöffel Petersilie (gehackt)
1 Esslöffel Semmelbrösel
30 Gramm Emmentaler
(45% Fett i. Tr.), gerieben

1. Den Schikoree waschen, äußere Blätter entfernen, Schikoree halbieren und am unteren Ende jeweils ein Stück wegschneiden, denn dieser Teil des Schikorees enthält zahlreiche Bitterstoffe.
2. Reichlich Salzwasser zum Kochen bringen, einen Teelöffel Apfelessig hinzugeben und den Schikoree darin garen. Wasser abgießen und den Schikoree in einem Sieb abtropfen lassen.
3. Eine Auflaufform mit Butter einreiben, die Milch einfüllen, den restlichen Apfelessig hinzugeben, die Milch salzen und pfeffern und die Petersilie dazugeben. Den Schikoree in die Auflaufform legen, die

Semmelbrösel darüberstreuen und den Käse über dem Schikoree verteilen.

4. Den Auflauf bei 200 °C im Backofen 20 Minuten lang garen.

Pro Portion:
ca. 190 Kilokalorien

Tipp
Dieser Auflauf ist nicht nur schmackhaft, sättigend und kalorienarm, er enthält auch jede Menge Vitamine und Ballaststoffe. Dadurch sorgt er dafür, dass die Verdauung angekurbelt wird. Aufgrund des Apfelessigs wird die Energie schneller verbrannt.

CHAMPIGNONS IN WÜRZIGER MARINADE

Für 2 Personen

2 Esslöffel Olivenöl
2 Knoblauchzehen
5 Esslöffel Zitronensaft
2 Esslöffel Apfelessig
2 Lorbeerblätter
1 Teelöffel Oregano
Salz, Pfeffer
500 Gramm Champignons

1. Das Öl in eine Pfanne geben. Die Knoblauchzehen schälen, fein zerhacken oder durchpressen und dem Öl beifügen.

2. 200 Milliliter Wasser in die Pfanne gießen, Zitronensaft und Apfelessig hinzufügen und mit den Lorbeerblättern und dem Oregano vermischen. Salzen und pfeffern.

3. Das Öl in der Pfanne erhitzen – am besten unter einem Deckel, damit es nicht spritzt.

4. Die Champignons säubern und in Hälften oder Viertel (je nach Größe) zerteilen.

5. Die Champignons in die Pfanne geben und etwa fünf bis sechs Minuten in dem Öl andünsten. Abkühlen lassen und servieren.

Pro Portion:
ca. 190 Kilokalorien

Tipp
Dieses Gericht eignet sich sowohl als Snack zwischendurch als auch als Abendessen. Die Pilze und der Apfelessig sorgen dafür, dass Ihr Körper besser entwässert wird. Das ist wichtig, damit die Zellen Nährstoffe problemlos in Energie umwandeln können. Die Folge: Der Stoffwechsel wird beschleunigt.

KNOBLAUCH-ESSIG-SAUCE

1 Kartoffel
4 Knoblauchzehen
1½ Esslöffel Apfelessig
2 Esslöffel Sonnenblumenöl
1 Scheibe Weißbrot
Pfeffer, Salz

1. Die Kartoffel mit der Schale weich kochen. Dann abpellen und zerdrücken.
2. Die Knoblauchzehen schälen und in etwas kochendem Wasser leicht weich kochen. Dann durch die Knoblauchpresse geben und mit der Kartoffel verrühren.
3. Apfelessig und Öl unter die Mischung rühren. Weißbrot in Wasser einweichen, dann zu einem Bällchen zusammendrücken und mit den restlichen Zutaten gründlich vermischen.
4. Sauce nach Geschmack salzen und pfeffern.

Tipp
Diese Sauce ist ein pikanter Dip, der vor allem zu Grillgerichten sehr gut schmeckt.
Die Knoblauch-Apfelessig-Sauce ist nicht nur wegen des Apfelessigs so gesund, auch der Knoblauch trägt seinen Teil zur guten Verträglichkeit bei. Knoblauch erhöht die Fließfähigkeit des Bluts und schützt damit bis zu einem gewissen Maß vor Herz-Kreislauferkrankungen.

MEERRETTICH-APFELESSIG-SAUCE

1 großer Klecks Sahne aus der Sprühflasche
1 Teelöffel Meerrettich (nach Belieben auch mehr)
½ Teelöffel Apfelessig
etwas Salz und Pfeffer

1. Geben Sie die Sahne in eine kleine Schüssel und rühren Sie den Meerrettich unter.
2. Vermischen Sie das Ganze mit dem Apfelessig und schmecken Sie die Sauce mit etwas Salz und Pfeffer ab.
Diese Sauce ist nicht nur recht kalorienarm (sieht man von der Sahne einmal ab), sie schützt auch vor Erkältungskrankheiten. Der Meerrettich enthält Vitalstoffe, die das Immunsystem stärken, der Apfelessig entfaltet eine antibakterielle Wirkung.

Weitere Schlankheits-Tipps mit Apfelessig

Ersetzen Sie Salz durch Apfelessig!

Die meisten von uns nehmen mit der Nahrung viel zu viel Kochsalz zu sich. Die Deutsche Gesellschaft für Ernährung empfiehlt, höchstens 5 Gramm Kochsalz täglich aufzunehmen, meistens ist jedoch eine größere Menge Salz in unserer Kost enthalten. Denken Sie nur einmal daran, wie oft Sie das Essen nachsalzen, wie viel salzreiches Knabbergebäck Sie zu sich nehmen oder welch große Mengen Salz zum Teil in Fertiggerichten enthalten sind. Zu viel Salz begünstigt einerseits die Erhöhung des Blutdrucks und damit Herz-Kreislauferkrankungen, andererseits bindet Salz Wasser in den Körperzellen. Die Folge: In den Zellen reichert sich Flüssigkeit an, Stoffwechselabbauprodukte der Zellen werden nicht mehr vollständig abgebaut. Außerdem steigt durch die Flüssigkeitsansammlung selbstverständlich auch das Körpergewicht. Sie sollten im Sinne Ihrer Gesundheit daher unbedingt darauf achten, weniger Salz mit der Nahrung zu sich zu nehmen. Vielleicht wenden Sie jetzt ein, dass das Essen Ihnen dann aber nicht mehr so gut schmeckt. Kein Problem! Verwenden Sie doch einfach häufiger Apfelessig zum Würzen. Viele Speisen schmecken gleich viel besser, wenn man ihnen Apfelessig beifügt. Der Vorteil: Apfelessig enthält größere Mengen des Mineralstoffs Kalium, der die Zellen entwässert. Er trägt also dazu bei, Flüssigkeit und Stoffwechselabbauprodukte aus den Zellen zu spülen. Wenn Sie nun häufiger Salz durch Apfelessig ersetzen, werden Sie feststellen, dass Sie ein wenig an Gewicht verlieren, ohne groß etwas dafür getan zu haben. Vielleicht werden Sie das Salz zunächst noch etwas vermissen, doch bald werden Sie sich daran gewöhnt haben, salzärmer zu essen.

Gerichte, die Sie mit Apfelessig würzen können

- Suppen und Eintöpfe, vor allem Eintöpfe aus Hülsenfrüchten und Suppen nach chinesischer Art
- Ganz allgemein Speisen, die Hülsenfrüchte enthalten

- Gekochtes Gemüse können Sie mit Apfelessig statt mit Salz würzen. Zusätzlich können Sie Kräuter und Pfeffer hinzugeben.
- Ans Kochwasser für Gemüse können Sie statt Salz einen Schuss Apfelessig geben.
- In viele Saucen (Salatsaucen, Saucen für Fleisch-, Fisch- und Gemüsegerichte) können Sie Essig statt Salz geben.
- Pommes frites können Sie ebenfalls mit Essig würzen. Vielleicht mag Ihnen das zunächst ein wenig merkwürdig vorkommen, doch in Großbritannien fügt man den „Chips", wie sie dort genannt werden, traditionell Essig bei.
- Die meisten Salate können Sie mit Essig, Pfeffer und frischen Kräutern so schmackhaft anrichten, dass Sie völlig auf Salz verzichten können.

Ihnen werden bestimmt noch mehr Gerichte einfallen, die Sie mit Apfelessig zubereiten können. Denken Sie daran: Er entwässert nicht nur die Zellen, er kurbelt zugleich auch den Stoffwechsel an und sorgt somit dafür, dass der Körper mehr Energie verbrennt.

APFELESSIG-SCHLANKHEITS-DRINK

4 Teelöffel Apfelessig
0,2 Liter Wasser

Mixen Sie diesen Drink regelmäßig vor allen größeren Mahlzeiten. Am sinnvollsten ist es, dieses Getränk 10 bis 15 Minuten vor dem Essen zu sich zu nehmen. Sie werden sehen: Ihr Appetit wird sich durch diesen Schlankheits-Drink verringern. Der Grund: Der Apfelessig-Drink füllt den Magen und Sie können nicht mehr so viel essen wie sonst.

Außerdem verringert der Apfelessig-Schlankheits-Drink den Appetit auf Süßigkeiten – schlecht für die Süßigkeiten-Hersteller, gut für Ihre Figur. Süßes enthält meistens sehr viel Zucker und damit reichlich Kalorien. Ein weiterer Nachteil der Süßigkeiten: Sie sättigen nur kurzzeitig – bald darauf meldet sich der Hunger auf Süßes wieder. Süßigkeiten treiben nämlich den Blutzuckerspiegel in die Höhe. Wenig später sinkt der Blutzuckerspiegel jedoch genauso rasch wieder ab – der Körper meldet, dass er mehr Süßigkeiten benötigt. So nimmt man schließlich doch größere Mengen Schokolade, Gummibären oder Kuchen zu sich, als man eigentlich wollte. Apfelessig hemmt diesen Heißhunger auf Süßigkeiten. Ein weiterer Vorteil des Essigs: Er hat kaum Kalorien. Der Apfelessig-Schlankheits-Drink sollte daher unbedingt auf Ihrem Speiseplan stehen, wenn Sie übergewichtig sind und gerne naschen.

„Entziehungstage" mit Apfelessig

Legen Sie einmal alle zwei Wochen einen Tag ein, an dem Sie auf Ihr gewohntes Essen verzichten. Stattdessen nehmen Sie ganz bestimmte, kalorienarme Speisen zu sich, die zudem den Vorteil haben, dass sie die Körperzellen von Stoffwechselabbauprodukten befreien, also entschlackend wirken.

Wichtig ist, dass Sie an diesen Tagen mindestens dreimal täglich den folgenden Apfelessig-Drink zu sich nehmen.

Er hat eine leicht abführende Wirkung, regt damit die Verdauung an und sorgt durch seinen Mineralstoffgehalt dafür, dass die Schlacken aus dem Organismus gespült werden.

APFELESSIG-DRINK

3 Teelöffel Apfelessig
0,2 Liter Wasser

Vermischen Sie Apfelessig und Wasser miteinander und trinken Sie ein Glas dieses Drinks morgens nach dem Aufstehen, eins am Mittag und eins vor dem Schlafengehen. Wenn Sie mögen, können Sie den Apfelessig-Gehalt des Getränks noch erhöhen – allerdings ist das nicht jedermanns Sache. Der Drink schmeckt dann nämlich recht sauer.

APFEL-TAG

Äpfel nach Belieben
3 Gläser des Apfelessig-Drinks
(siehe oben)
Mineralwasser und ungesüßter
Kräutertee nach Belieben

Schälen Sie die Äpfel, entfernen Sie das Kerngehäuse und raspeln Sie sie klein. Von diesen geraspelten Äpfeln können Sie so viele essen, wie Sie mögen. Andere Speisen kommen jedoch nicht auf den Tisch.

Der Vorteil dieses Apfel-Tags: Äpfel enthalten jede Menge Vitamine und Mineralstoffe, genau wie Apfelessig. Durch ihren hohen Kaliumgehalt kurbeln sie die Entwässerung der Zellen an, wodurch Schadstoffe ausgeschwemmt werden. Im Anschluss an den Apfel-Tag können die Zellen daher Nährstoffe wesentlich besser in Energie umsetzen. Der Stoffwechsel wird angekurbelt, mehr Energie verbraucht.

BUTTERMILCH-FRÜCHTE-TAG

0,5 Liter Buttermilch
900 Gramm Obst (Erdbeeren, Äpfel, Birnen, Bananen, Melone usw.)
3 Gläser des Apfelessig-Drinks
Mineralwasser und ungesüßter Kräutertee nach Belieben

Nach dem Aufstehen trinken Sie auf nüchternen Magen erst einmal ein Glas des Apfelessig-Drinks. Im Anschluss daran duschen Sie sich abwechselnd warm und lauwarm ab. Danach nehmen Sie als Frühstück 300 Gramm Früchte zu sich. Dazu trinken Sie Kräutertee.

Als „Zwischenmahlzeit" nehmen Sie 0,25 Liter Buttermilch zu sich. Mittags ist dann erst einmal wieder der Apfelessig-Drink an der Reihe. 10 bis 15 Minuten später verzehren Sie Ihre zweite Portion (300 Gramm) Obst. Dazu können Sie so viel Mineralwasser trinken, wie Sie möchten.

Als „Kaffeeersatz" gibt es am Nachmittag 0,25 Liter Buttermilch. Zum Abendessen dürfen Sie wieder 300 Gramm Obst zu sich nehmen und Mineralwasser oder Kräutertee trinken, so viel Sie möchten. Über den ganzen Tag verteilt dürfen Sie davon natürlich auch so viel trinken, wie Sie mögen. Vor dem Schlafengehen trinken Sie dann noch ein Glas des Apfelessig-Drinks, um die Produktion der Wachstumshormone anzukurbeln, die Fett aus den Fettzellen freisetzen.

Dieser Früchte-Buttermilch-Tag sorgt dafür, dass die Vitamin- und Kalziumvorräte Ihres Körpers wieder aufgefrischt werden. Denn seien Sie mal ehrlich: Nehmen Sie tatsächlich jeden Tag mindestens zwei Portionen frisches Obst zu sich und trinken wenigstens ein Glas Milch oder Buttermilch, wie

Sie sollten? Wahrscheinlich nicht. Dabei ist es so wichtig, den Körper mit einer ausreichenden Menge Vitaminen und Kalzium (in Milch und Milchprodukten in großen Mengen enthalten) zu versorgen, um Krankheiten vorzubeugen. Selbstverständlich verlieren Sie durch diesen Früchte-Buttermilch-Tag auch an Gewicht, denn Sie führen Ihrem Körper nur eine geringe Menge an Kalorien zu. Der Apfelessig regt zusätzlich noch den Stoffwechsel an.

ROHKOST-MILCH-TAG

0,5 Liter fettarme Milch (1,5% Fett)
900 Gramm Rohkost aus
Gemüsesorten nach eigener Wahl
(Karotten, Paprika, Kohlrabi,
Radieschen, Salatgurke,
Tomaten usw.)
3 Gläser des Apfelessig-Drinks
Mineralwasser und ungesüßter
Kräutertee nach Belieben

Morgens nach dem Aufstehen trinken Sie das erste Glas des Apfelessig-Drinks. Dann gehen Sie erst einmal 20 Minuten an der frischen Luft spazieren. Im Anschluss daran bereiten Sie Ihr Frühstück zu, das aus 300 Gramm Rohkost bestehen sollte. Wenn Sie möchten, dürfen Sie die klein geschnittene oder geraspelte Rohkost selbstverständlich mit Apfelessig und Kräutern (nicht jedoch mit Salz!) würzen. Natürlich dürfen Sie so viel Kräutertee zum „Frühstück" trinken, wie Sie wollen.

Vormittags trinken Sie dann 0,25 Liter Milch. Vor dem Mittagessen, das wiederum aus 300 Gramm Rohkost bestehen sollte, nehmen Sie Ihr zweites Glas Apfelessig-Drink zu sich. Die Rohkost können Sie ruhig wieder mit Apfelessig anmachen. Mineralwasser und Kräutertee trinken Sie nach Belieben.

Am Nachmittag ist wieder ein Glas Milch (0,25 Liter) an der Reihe. Trinken Sie es in kleinen Schlucken – es sättigt dann stärker. Am Abend nehmen Sie Ihre letzte Portion Rohkost (300 Gramm) zu sich. Vor dem Schlafengehen trinken Sie noch ein Glas des Apfelessig-Drinks, der dafür sorgt, dass Sie fast „über Nacht" abnehmen. Auch dieser Früchte-Milch-Tag versorgt Sie mit reichlich Vitaminen und Kalzium. Kalzium ist deshalb so wichtig, weil es ein wichtiger Baustein unserer Knochen ist. Nehmen wir zu wenig Kalzium mit der Nahrung zu uns, verlieren die Knochen an Festigkeit – besonders im Alter. Knochenschwund kann die Folge sein. Schon deshalb sollten Sie auch sonst darauf achten, genügend Kalzium (mindestens 800 Milligramm täglich) zu sich zu nehmen.

Allgemeines zu den Entziehungstagen

Es ist selbstverständlich, dass Sie die eben genannten Entziehungstage höchstens einmal alle zwei Wochen durchführen. So gesund der Verzicht auf andere Nahrung hin und wieder auch ist, so schädlich kann es sein, wenn man mehrere dieser Entziehungstage nacheinander durchführt oder sogar über Wochen nach den eben genannten Plänen lebt. Selbst wenn Früchte und Rohkost jede Menge Vitalstoffe enthalten, wir benötigen dringend noch weitere Vitamine und Mineralstoffe, die wir unserem Körper allein durch Obst und Gemüse nicht zuführen können. Wir brauchen zusätzlich noch Getreide und Hülsenfrüchte, Fette (z. B. in Form von pflanzlichen Ölen) und auch tierische Nahrungsmittel, egal, ob Käse, Fleisch oder Eier – jedenfalls dann, wenn wir uns die hauptsächlich in tierischen Nahrungsmitteln enthaltenen Vitalstoffe nicht auf anderem Weg zuführen.

Am sinnvollsten ist es übrigens, einen Entziehungstag auf einen freien Tag zu legen. Schließlich ist es einfacher, sich nach den Ernährungsplänen zu richten, wenn man seine Zeit frei einteilen kann. Außerdem können Sie sich an einem freien Tag verstärkt um Ihren Körper kümmern und z. B. Spaziergänge unternehmen oder Wasseranwendungen mit Apfelessig durchführen, die den Stoffwechsel und den Kreislauf noch stärker ankurbeln und die Gewichtsreduktion fördern.

APFELESSIG
FÜR DEN GEPFLEGTEN HAUSHALT

Nicht nur Ihrer Gesundheit tut Apfelessig gut, auch im Haushalt ist er flexibel einsetzbar. Besonders positiv ist, dass der Essig im Gegensatz zu scharfen Haushaltsreinigern und anderen Chemikalien, die im Haushalt Verwendung finden, ein biologisch abbaubares Naturprodukt ist. Wenn Sie kleine Kinder im Haus haben, brauchen Sie sich keine Sorgen zu machen, falls ein Kind einmal zur Flasche mit dem Essig gegriffen und daraus getrunken haben sollte. Verätzungen oder Vergiftungen kann der Essig – im Gegensatz zu anderen Mitteln – nicht hervorrufen. Zu Haushaltszwecken sollten Sie allerdings nicht den teuren, naturtrüben Essig nehmen, sondern zu klaren, destillierten Produkten aus dem Supermarkt greifen. Sie sind nicht nur viel billiger, sie hinterlassen auch keine Flecken. Beim naturtrüben Essig kann schon mal ein Fleck auf dem Teppich oder in der Kleidung zurückbleiben.

Apfelessig, der Geruchskiller

Lieben Sie Fisch? Scheuen Sie sich dennoch davor, *Fisch* zuzubereiten, weil immer die gesamte Wohnung danach riecht und man diesen Geruch nicht so rasch wieder aus den Zimmern bekommt? Dann sollten Sie den „Geruchskiller" Apfelessig bei der Fischzubereitung verwenden. Falls Sie Kochfisch zubereiten, geben Sie ein bis zwei Esslöffel Apfelessig in das Wasser. Wenn Sie Fisch braten möchten, reiben Sie ihn vor dem Braten mit Apfelessig ein. Dadurch wird die Geruchsentwicklung gestoppt. Der Fisch schmeckt aber dennoch nicht nach Essig.

Viele Menschen essen zwar gern *Zwiebel*, doch Zwiebel schälen und zerkleinern ist eigentlich nur etwas für Leute, die harte Kontaktlinsen tragen. Sie sind dadurch (zumindest ein wenig) gegen den beißenden Zwiebelgeruch geschützt –

selbst wenn der Geruch ihnen in die Augen steigt, entlockt er ihnen keine Tränen. Doch auch die meisten Kontaktlinsenträger finden es unangenehm, wenn der Zwiebelgeruch längere Zeit an ihren Händen haftet. Dagegen können Sie etwas unternehmen. Geben Sie nach dem Zwiebelschälen einen Schuss Apfelessig auf Ihre Hände, reiben Sie den Essig in die Haut ein und waschen ihn nach kurzer Zeit mit kaltem Wasser ab. Der Zwiebelgeruch verschwindet dadurch garantiert, noch dazu pflegt der Essig Ihre Hände: Er stabilisiert den natürlichen Säureschutzmantel der Haut.

Gegen *Zigarettengeruch* können Sie Apfelessig ebenfalls einsetzen. Zwar stoppt der Apfelessig nicht die Rauchentwicklung, aber er sorgt dafür, dass Ihre Wohnung nicht nach Rauch riecht. Wie? Ganz einfach: Stellen Sie eine Schale mit Apfelessig in das Zimmer, in dem geraucht wird oder geraucht wurde. Der Apfelessig „fängt" den Rauch ein. Man riecht schon bald nicht mehr, dass dort geraucht wurde.

Genauso sollten Sie übrigens auch verfahren, wenn Sie dabei sind, Ihre *Wohnung* zu *streichen* und alles nach frischer Farbe riecht. Selbst wenn die meisten Innenfarben heute lösemittelfrei sind, entweichen ihnen Dämpfe, die Kopfschmerzen hervorrufen können. Dagegen können Sie angehen, indem Sie einerseits die Fenster in dem frisch gestrichenen Raum öffnen und andererseits ein größeres, mit Essig gefülltes Gefäß aufstellen, das die Gerüche „schluckt".

Kalk?
Das muss nicht sein!

Besonders in Regionen mit sehr hartem Wasser bilden sich ständig Kalkablagerungen in den Töpfen, an Armaturen, in Kaffeemaschinen und Wasserkochern. Das ist nicht nur ärgerlich, weil man den Kalk so schlecht entfernen kann und die Küchengeräte und Wasserhähne unansehnlich wirken, der Kalk schränkt auch die Funktion von Heißwasserbereitern ein und sorgt dafür, dass aus Wasserhähnen nur noch dünne Rinnsale laufen. Kein Problem für Sie – Apfelessig räumt mit dem Kalk auf. Die Essigsäure löst Kalkablagerungen rasch und wirksam. Sie müssen also nicht extra einen teuren Entkalker kaufen (der im Übrigen meist auch nur Zitronensäure – eine andere natürliche Säure – enthält).

Ihre Kaffeemaschine oder Ihren Wasserkocher entkalken Sie regelmäßig mit Apfelessig. Sie brauchen etwa einen halben Liter Apfelessig. Gießen Sie ihn in die *Kaffeemaschine* oder den *Wasserkocher* und stellen Sie das Gerät an. Lassen Sie den Essig in der Kaffeemaschine zwei- bis dreimal durchlaufen bzw. im Wasserkocher einmal aufkochen. Wenn Sie den Essig in der Kaffeemaschine oft genug erhitzt haben, sollten Sie noch nicht gleich wieder daran denken, darin Kaffee zu kochen. Sie müssen erst noch mindestens drei Kannen Wasser durchlaufen lassen – sonst schmeckt Ihr heißgeliebter Kaffee nach Essig. Den Essig im Wasserkocher lassen Sie nach dem Heißmachen noch 45 Minuten lang einwirken. Dann kochen Sie mindestens dreimal Wasser mit dem Wasserkocher, das Sie anschließend wegschütten. Der Kalk müsste nun größtenteils verschwunden sein. Falls Ihr *Tauchsieder* Kalk angesetzt hat, können Sie übrigens ähn-

lich verfahren: Erhitzen Sie mit ihm einfach einen halben Liter Apfelessig (oder mehr, sodass er mit Essig bedeckt ist) und lassen Sie ihn 45 Minuten in dem heißen Essig stehen. Danach sollten Sie noch dreimal Wasser mit ihm aufkochen, das Sie gleich wieder auskippen.

Auch Ihr *Dampfbügeleisen* können Sie mit Apfelessig entkalken. Füllen Sie einfach eine Mischung aus Apfelessig und Wasser (Mischungsverhältnis 1:1) in den Bügeleisentank und schalten Sie es auf Dampf (bügeln sollten Sie jetzt allerdings nicht). Lassen Sie es eine Weile eingeschaltet. Dann schalten Sie es aus und lassen das Essigwasser drei bis vier Stunden lang einwirken. Gießen Sie daraufhin den Wassertank aus, füllen Sie Wasser nach und schalten Sie es noch einmal auf Dampf, damit sich jetzt auch die letzten Kalk-, aber auch die Essigrückstände lösen.

Kalkflecken lassen sich noch leichter mit Apfelessig lösen. Armaturen können Sie mit einem Tuch abreiben, das Sie in Essig oder Essigwasser (Mischungsverhältnis 1:1) getaucht haben. Verkalkte Spritzdüsen von Wasserhähnen oder Duschen montieren Sie einfach ab und legen sie über Nacht in Apfelessig. Kalkflecken an Fliesen oder auf der Spüle lassen sich mit Apfelessig-Wasser entfernen. *Achtung:* Flächen, die Kupfer oder Messing enthalten oder daraus bestehen, sollten Sie nie mit Essig reinigen. Dabei entstehen sonst giftige Verbindungen.

Der Fleck muss weg!

Einfach und preisgünstig lassen sich mit Apfelessig Flecken fast jeder Art entfernen, ob es sich nun um Flecken in der Wäsche oder um Flecken auf glatten Flächen im Haushalt handelt.

Manche Flecken in der *Wäsche* widersetzen sich jedem Waschmittel – Fleckentferner, die man stattdessen benutzen könnte, sind oft sehr aggressiv und greifen die Gewebe an. Auch enthalten Fleckentferner häufig Chemikalien, die man eigentlich nicht mit der Wäsche auf der Haut „tragen" möchte. Versuchen Sie doch einfach einmal, mit Hilfe von Apfelessig der Flecken Herr zu werden – gelingt dies wider Erwarten nicht, können Sie

noch immer ein aggressives Fleckentfernungsmittel verwenden. Behandeln Sie Flecken in der Kleidung mit Apfelessig vor, bevor Sie die Wäschestücke in die Waschmaschine stecken. Nach der Wäsche sind die Flecken in aller Regel nicht mehr zu sehen. Besonders feine, empfindliche Gewebe (z. B. Seide) und alle nicht farbechten Stoffe sollten Sie allerdings lieber auch mit Apfelessig nicht behandeln – es besteht die Gefahr, dass die Kleidungsstücke ausbleichen.

Auch *Teppiche* können Sie mit Apfelessig reinigen – auch hartnäckige Flecken lassen sich mit ihm entfernen. Mischen Sie

0,5 Liter Apfelessig mit
0,5 Liter Wasser.

Tauchen Sie ein Tuch in das Apfelessig-Wasser und reiben Sie mit der Mischung den Teppich ab – zumindest an den Stellen, an denen sich Flecken befinden. Besonders hartnäckige Flecken müssen Sie wahrscheinlich mehrmals mit Apfelessig-Wasser behandeln. Sehr empfindliche Teppiche oder wertvolle Brücken sollten Sie aber besser nicht mit Apfelessig säubern. Verwenden Sie dafür lieber Spezialreiniger, denn ein wenig aggressiv ist auch die Essigsäure.

Alle *glatten Flächen* im Haushalt können Sie mit Apfelessig-Wasser reinigen (Mischungsverhältnis Apfelessig : Wasser = 1:1, bei weniger stark verschmutzten Flächen 1:2). Sie brauchen also im Prinzip keinen umweltschädlichen Reiniger mehr. Essig sorgt dafür, dass die Flächen wieder glänzen. Außerdem wirkt die Essigsäure der Bakterienbildung entgegen, so dass die Flächen nicht nur sauber aussehen, sondern auch wirklich hygienisch rein sind. Sollten sich allerdings Fettreste auf den Flächen gebildet haben, geben Sie bitte etwas Schmierseife und eine Tasse Apfelessig auf einen halben Eimer lauwarmes Wasser. Damit bekommen Sie das Fett in jedem Fall weg! Sie können mit dieser Mischung z.B. nicht nur die Herdplatten säubern, auch den Backofen reinigen Sie damit auf schonende Weise. Machen Sie ihn am besten nach jedem Benutzen kurz mit Apfelessig-Wasser und Schmierseife sauber – Sie brauchen dann nicht so sehr zu scheuern.

Hartnäckige Klebeetiketten entfernen

Preisschilder können manchmal sehr lästig sein – nämlich dann, wenn sie sich nicht von den neuen Errungenschaften entfernen lassen. So sehr man auch rubbelt und welche Reiniger man auch einsetzt, oft lässt sich das Klebeetikett nicht vollständig entfernen – dann verunstalten Klebstoffreste und häßliche Scheuerspuren den neu erworbenen Gegenstand.

Probieren Sie Apfelessig aus, um die Preisschilder zu entfernen. Geben Sie puren Apfelessig auf das Etikett und lassen Sie den Essig 10 bis 20 Minuten einwirken. Nun versuchen Sie noch einmal, das Preisschild zu lösen. Das sollte nun eigentlich kein Problem mehr sein. Auch Klebstoffreste auf Glas oder Keramik können Sie auf diese Weise entfernen.

Auch wenn sich auf der Kleidung Ihrer Kinder mal wieder Klebstoffreste befinden – Sie können Apfelessig verwenden, um Sie zu lösen. Sie brauchen dazu nur:

1 Tasse Apfelessig
1 Tasse Wasser

Mischen Sie den Apfelessig mit dem Wasser und geben Sie ein wenig dieser Mischung auf den Klebstofffleck auf der Kleidung. Diese Flüssigkeit lassen Sie nun einige Minuten lang einwirken und versuchen anschließend noch einmal, den Klebstoff zu lösen. Das sollte eigentlich kein Problem mehr sein. Aber Vorsicht! Sehr empfindliche Stoffe (Schurwolle, Seide usw.) sollten Sie mit Apfelessig nicht behandeln, auch müssen sie farbecht sein, denn sonst könnten sie ausbleichen.

Weg mit dem Wachsfleck!

Kerzen verbreiten zwar ein sehr angenehmes Licht, sie haben aber eine andere, weniger angenehme Eigenschaft: sie tropfen. Wenn Sie ein Kerzenfan sind, haben Sie sich bestimmt auch schon über Kerzenwachs auf dem Wohnzimmertisch geärgert. Selbst wenn sich das Wachs problemlos entfernen lässt, bleibt meistens ein Fleck auf dem Holz zurück. Wenn Sie Apfelessig im Haus haben, muss das aber nicht sein. Gehen Sie folgendermaßen vor:

Nehmen Sie einen Föhn zur Hand und richten Sie die Luftdüse auf den Wachsfleck. Weichen Sie das Wachs auf der Holzoberfläche mit warmer Luft auf – das Holz sollte allerdings nicht zu heiß werden. Dann nehmen Sie ein Blatt Löschpapier und legen es auf den Wachsfleck. Das Löschpapier saugt das Wachs auf. Den dunklen Fleck auf dem Holz lassen Sie mit einer Mischung verschwinden aus:

$1/2$ **Tasse Apfelessig**
$1/2$ **Tasse Wasser**

Geben Sie die Mischung auf ein weiches Tuch. Reiben Sie mit dem Tuch kräftig über das Holz. Lassen Sie das Apfelessig-Wasser trocknen und schauen Sie, ob der Fleck noch da ist. Falls es sich jedoch um einen hartnäckigen Fleck handelt, müssen Sie mehrmals hintereinander mit Apfelessig-Wasser darüber reiben.

Schneeränder verschwinden lassen

Schneeränder auf Leder – vor allem auf Schuhen – sind nicht besonders schön, doch leider treten sie immer wieder auf, besonders wenn man im Schneematsch auf gestreuten Wegen unterwegs ist. Verwenden Sie doch einfach Apfelessig, um die Schneeränder zu entfernen. Sie brauchen dazu:

1 Tasse Apfelessig
1 Tasse Wasser

Vermischen Sie das Wasser mit dem Apfelessig und tränken Sie ein Tuch mit der Flüssigkeit. Wringen Sie es anschließend aus und polieren Sie Ihre Schuhe damit. Die Schneeränder müssen gezielt abgerieben werden, vielleicht sogar mehrmals hintereinander. Wenn die Schuhe wieder trocken sind, müssten die weißen Ränder verschwunden sein.

Apfelessig als Geschirrspülmittel

Wenn Sie Ihr Geschirr mit der Hand spülen, sollten Sie zusätzlich zum Spülmittel etwas Apfelessig in das Spülwasser geben. Sie können Ihr Geschirr auf diese Weise einfacher säubern. Außerdem wirkt der Essig der Bakterienbildung entgegen – und wer mag es schon, wenn sich auf dem Essgeschirr Bakterien ansiedeln?

Apfelessig sorgt außerdem dafür, dass Ihre Gläser wieder richtig glänzen – vor allem wenn sich auf ihnen Kalkablagerungen gebildet haben. Doch auch jeder Art anderer Flecken ist die Kraft des Apfelessigs gewachsen.

Geben Sie 1 Tasse Apfelessig auf zwei bis drei Liter Wasser. Legen Sie die Gläser hinein und lassen Sie sie zehn Minuten einweichen. Dann reinigen Sie sie noch einmal gründlich mit der Spülbürste. Sie werden feststellen, dass Ihre Gläser glänzen wie lange nicht mehr.

Wenn die Brille stark verschmutzt ist ...

... sollten Sie Apfelessig zur Hand haben. Sie benötigen:

1 Esslöffel Apfelessig
0,2 Liter Wasser

Vermischen Sie den Apfelessig und das Wasser. Tauchen Sie ein fusselfreies Tuch in die Mischung und reiben Sie damit die Brillengläser ab. Anschließend trocknen Sie sie mit einem trockenen, fusselfreien Tuch – ein Brillenputztuch ist am besten geeignet.

Sie können Ihre Brille auch kurzzeitig (für ca. 30 Sekunden) in das Apfelessig-Wasser legen – aber nur, wenn Ihr Brillengestell nicht rosten kann, es nicht aus Kunststoff besteht und es auch kein Kupfer oder Messing enthält. Sonst sollten Sie das lieber lassen, denn es entstehen giftige Verbindungen. Auch das Brillengestell müssen Sie im Anschluß selbstverständlich gut abtrocknen.

Fensterputzen mit Apfelessig

Ihre Fenster werden strahlend sauber, wenn Sie sie mit Apfelessig putzen – er ersetzt den Glasreiniger ganz hervorragend. Sie brauchen dazu nur:

1 Eimer Wasser
1/2 Tasse Apfelessig

Gießen Sie den Apfelessig zum Wasser hinzu, tauchen Sie ein sauberes Tuch in das Apfelessig-Wasser und waschen Sie die Fenster damit ab. Dann nehmen Sie am besten einen Abzieher, um das Wasser von den Fenstern zu entfernen. Wenn Sie möchten, können Sie die Fenster auch mit einem Fensterleder oder mit Zeitungspapier trocken reiben. Im Anschluss an die Reinigung werden Sie wieder klaren Durchblick haben.

Kampf den Schimmelpilzen!

Apfelessig und Schimmelpilze vertragen sich nicht. Das ist Ihr Vorteil, denn wenn Sie Flächen mit Apfelessig reinigen, siedeln sich so schnell keine Schimmelpilze dort an. Die im Essig enthaltene Säure verhindert das. Sie sollten in jedem Fall rasch gegen den Schimmel vorgehen – Schimmelpilze können eine allergische Reaktion hervorrufen. Vor allem bei Kindern entwickelt sich durch Schimmel oft allergisches Asthma.

Reinigen Sie z. B. Ihren *Brotkasten* mit Apfelessig. In Brotkästen können sich Schimmelpilze ansiedeln, vor allem wenn Brotreste längere

Zeit in dem Kasten liegen. Wischen Sie den Brotkasten daher von Zeit zu Zeit mit etwas Apfelessig-Wasser (Mischungsverhältnis 1:1) aus. Im Anschluss daran sollten Sie ihn gut abtrocknen.

Meistens sind Schimmelpilze jedoch im *Bad* zu finden. Dort ist es feucht und in der Regel warm – ein ideales Klima für die Pilze. Die Schimmelbildung können Sie selbstverständlich verhindern, indem Sie gründlich lüften, doch viele Bäder besitzen keine allzu großen Fenster, in manchen gibt es sogar nur eine (oft unzureichende) Lüftung. Säubern Sie Ihr Bad also ruhig dann und wann mit Apfelessig-Wasser (Mischungsverhältnis 1:1), vor allem wenn sich bereits Schimmel gebildet hat. Wenn sich der Schimmel als hartnäckig erweisen sollte, nehmen Sie eine Nagelbürste und geben Sie puren Apfelessig darauf. Damit reiben Sie die vom Schimmel befallenen Flächen gründlich ab.

Auch Badeschwämme können Sie mit Apfelessig säubern. Auf Naturschwämmen setzen sich zwar nicht zwangsläufig Schimmelpilze ab, doch können sie sich zu richtigen „Bakterienschleudern" entwickeln, wenn sie erst einmal im Gebrauch waren und nass geworden sind. Feuchte Badeschwämme bieten Bakterien ein Milieu, das sie lieben. Weichen Sie Schwämme nach der Benutzung daher stets für einige Stunden in Apfelessig-Wasser (Mischungsverhältnis Essig : Wasser 1:2) ein. Der Essig desinfiziert den Schwamm und macht die Krankheitserreger unschädlich.

Apfelessig für Ihre Pflanzen

Pflanzen lieben Apfelessig – natürlich nicht in seiner reinen Form, sondern gemischt mit Wasser. Apfelessig enthält eine Reihe von Mineralstoffen, die von Pflanzen zum Gedeihen benötigt werden – man könnte ihn auch als eine Art äußerst preiswerten Pflanzendünger bezeichnen. In regelmäßigen Abständen sollten daher auch Ihre Pflanzen vom Apfelessig profitieren.

Auf eine große Gießkanne voll Wasser (ca. fünf Liter Wasser) geben Sie zwei bis drei Esslöffel Apfelessig. Mit dieser Mischung versorgen Sie Ihre Pflanzen in zwei-

wöchigen Abständen. Sie werden feststellen, dass sie wesentlich besser wachsen und auch gesünder aussehen als zuvor.
Gummibäume und andere Pflanzen mit großen Blättern können Sie von Staub und anderen Rückständen (z. B. Wasserflecken) mit einer Mischung aus Apfelessig und Wasser (Mischungsverhältnis 1:4) befreien. Reiben Sie sie jeden Monat einmal mit einem Tuch, auf das Sie Apfelessig-Wasser gegeben haben, ab.
Pflanzen mit kleineren Blättern können Sie alle zwei Monate einmal mit etwas Apfelessig-Wasser besprühen. Machen Sie die Blumenspritze voll mit Wasser und geben Sie zwei Esslöffel Apfelessig hinzu. Auch Blattläuse schätzen das Apfelessig-Wasser nicht und verschwinden häufig, wenn man sie damit besprüht.
Schnittblumen verwelken häufig leider nur zu rasch. Wenn Sie jedoch einen Esslöffel Apfelessig sowie eine Prise Zucker in das Wasser geben, das zudem nicht ganz kalt sein sollte, halten sich die Blumen in der Regel länger. Vorher sollten Sie jedoch noch angeschnitten werden.

Hilfe beim Tapezieren

Wenn man ein Zimmer neu tapezieren möchte, heißt es oft zuerst die alten Tapeten von den Wänden zu kratzen. Schluss mit dieser mühevollen Arbeit. Apfelessig erleichtert Ihnen das Ablösen der Tapeten. Sie brauchen:

1 Liter Apfelessig
1 Liter warmes Wasser

Vermischen Sie den Essig mit dem Wasser, nehmen Sie einen breiten Pinsel und streichen Sie das Apfelessig-Wasser auf die alten Tapeten. Am besten sollten Sie die Tapeten gleich zweimal mit Apfelessig-Wasser vorbehandeln. Lassen Sie das Wasser nun ein bis zwei Stunden lang einwirken. Es müsste Ihnen jetzt gelingen, die Tapeten abzuziehen, ohne dass Sie zu anderen Werkzeugen greifen müssen.

Obst und Gemüse mit Apfelessig säubern

Es wird für Sie sicher selbstverständlich sein, dass Sie Obst und Gemüse waschen, bevor Sie es verzehren. Schließlich finden sich auf der Schale oder den Außenblättern von Salat stets Rückstände von Pflanzenschutzmitteln – es sei denn, das Obst und Gemüse stammt aus dem ökologischen Landbau. Doch selbst dann können sich immer noch Rückstände von Luftschadstoffen auf Obst und Gemüse befinden.

Statt einfaches Wasser zum Säubern zu verwenden, sollten Sie Apfelessig-Wasser benutzen. Apfelessig löst die Rückstände leichter und sicherer. Sie brauchen:

2 Liter Wasser
1 Esslöffel Apfelessig

Geben Sie den Apfelessig zum Wasser hinzu und legen Sie Obst, dessen Schale Sie mitverzehren möchten, in das Apfelessig-Wasser. Lassen Sie es zwei bis drei Minuten darin liegen, spülen Sie es dann noch einmal mit klarem Wasser ab und reiben Sie es mit einem Küchenhandtuch trocken. Wenn Sie Gemüse säubern wollen, vermischen Sie

1 Liter Wasser mit
1 Teelöffel Apfelessig.

Legen Sie das Blattgemüse oder den Salat in das Apfelessig-Wasser. Anschließend geben Sie das Gemüse in ein Sieb und lassen es gründlich abtropfen. Nun können Sie es bedenkenlos verzehren.

Kochtipps mit Apfelessig

Kochen von Gemüse

Wenn Sie Apfelessig beim Kochen von Gemüse verwenden, sieht das Gemüse appetitlicher aus. Es behält seine Farbe und wirkt „knackfrisch". Keine Angst, dass Ihr Gemüse nach Apfelessig schmeckt, Sie brauchen nur wenig Essig, um den oben genannten Effekt zu erzielen. Geben Sie einfach einen kleinen Spritzer Apfelessig an das Wasser, in dem Sie Gemüse kochen.

Suppen, Eintöpfe, Eier

Sie können auch Suppen und Eintöpfe mit Apfelessig verfeinern. Häufig bekommen Sie durch den Essig einen besonders pikanten Geschmack. Ein weiterer Vorteil des Essigs beim Verzehr von Eintöpfen aus Hülsenfrüchten: Er

sorgt dafür, dass es nicht so schnell zu Blähungen kommt. Stellen Sie Apfelessig auf den Tisch, wenn es bei Ihnen Suppe oder Eintopf gibt und lassen Sie Ihre Familienmitglieder selbst entscheiden, ob sie Apfelessig in die Suppe geben wollen.
Beim Eierkochen sollten Sie stets etwas Essig ins Wasser geben, in dem Sie die Eier kochen. Der Essig sorgt dafür, dass die Eier nicht aufplatzen.

Konservierende Wirkung
Apfelessig besitzt eine konservierende Wirkung, das dürfte Ihnen wahrscheinlich bekannt sein – nicht umsonst werden so viele Speisen in Apfelessig eingelegt. Diese Wirkung können Sie auch nutzen, wenn Sie frisches Fleisch, Fisch oder Käse kurzzeitig frisch halten wollen. Nehmen Sie einfach ein Papiertuch, das Sie mit Apfelessig-Wasser (Mischungsverhältnis 1:1) tränken. Wickeln Sie die Speisen kurze Zeit darin ein. Das Apfelessig-Wasser sorgt nicht nur dafür, dass die Nahrungsmittel frisch bleiben, wenn Sie Fleisch darin einschlagen, wird es besonders zart.

Einlegen mit Apfelessig
Sie können problemlos selbst Nahrungsmittel in Apfelessig einlegen, sodass sie sich länger halten und einen pikanten Geschmack bekommen.
Hier ein paar Rezepte:

CHAMPIGNONS IN APFELESSIG

500 Gramm Champignons
200 Milliliter Apfelessig
100 Milliliter Wasser
100 Gramm Zucker
$1/2$ Teelöffel Salz

1. Die Pilze gründlich säubern, eventuell die obere dünne Hautschicht der Pilze abziehen. Die Pilze entweder halbieren oder vierteln – das kommt ganz auf ihre Größe an.
2. Die Pilze in kochendem Salzwasser kurz bissfest andünsten, das Wasser abgießen und die Pilze in verschließbare Gläser füllen.
3. Apfelessig, Wasser, Zucker und Salz in einen weiteren Topf geben und unter Rühren aufkochen. Vom Herd nehmen und kalt werden lassen.

4. Die Apfelessig-Mischung über die Pilze gießen und an einen dunklen Ort stellen.

5. Nach zwei Tagen die Gläser öffnen und die Apfelessig-Mischung (ohne Pilze) in einen Topf geben und aufkochen. Gleich im Anschluss daran wieder auf die Pilze gießen. Nun können die eingelegten Champignons in den Vorratsschrank gestellt werden.

GURKEN – SELBST EINGELEGT

2 Kilogramm Gurken zum Einlegen
1 Stück Ingwerwurzel
(ca. 1 Zentimeter lang)
500 Gramm Zwiebeln
2 Esslöffel Senfkörner
4 Lorbeerblätter
3 Zweige frischer Dill
1 1/2 Liter Apfelessig
4 Esslöffel Salz
3 Esslöffel Zucker

1. Die Gurken waschen, Ingwer schälen und klein schneiden, Zwiebeln schälen und in nicht allzu kleine Stücke schneiden.

2. Gurken, Ingwer und Zwiebeln in Einmachgläser füllen.

3. Senfkörner, Lorbeerblätter und Dill auf die Gläser verteilen.

4. Essig mit 750 Milliliter Wasser, Salz und Zucker aufkochen und heiß über die Gurken gießen.

5. Am nächsten Tag die Flüssigkeit wieder in einen Topf geben und nochmals aufkochen lassen. Die heiße Flüssigkeit über die Gurken gießen und die Einmachgläser verschließen. Die Gläser kurz auf den Kopf stellen. An einem dunklen, kühlen Ort vier bis fünf Wochen stehen lassen, erst dann verzehren.

EINGELEGTE INGWER-ÄPFEL

1 Kilogramm Äpfel
1 Stück Ingwer (ca. 3 Zentimeter lang)
600 Milliliter Apfelessig
200 Milliliter Honig
1 Beutel Vanillezucker
2 Teelöffel Zimt

1. Die Äpfel schälen, Kerngehäuse entfernen und in Stücke schneiden. Apfelstücke in Gläser mit Schraubverschluss geben.

2. Den Ingwer schälen und in feine Stücke zerhacken. Ingwerstücke zu den Äpfeln geben.

3. Den Essig mit dem Honig, Vanillezucker und Zimt in einen Topf geben, gut verrühren und aufkochen lassen. Die Mischung vom Herd nehmen und in die Gläser mit den Äpfeln und dem Ingwer füllen.

4. 24 Stunden später die Flüssigkeit noch einmal kurz abgießen und aufkochen lassen. Dann wieder über die Äpfel gießen.

5. Die Gläser verschließen und kurz auf den Kopf stellen. Die Äpfel vor dem Verzehr vier Wochen lang durchziehen lassen.

Der letzte Pfiff mit Apfelessig

TOMATENKETSCHUP

1 Kilogramm reife Tomaten
4 Zwiebeln
100 Milliliter Apfelessig
3 Esslöffel Honig
1 Esslöffel frische Petersilie (gehackt)
1 Prise geriebene Muskatnuss
1 Teelöffel Paprikapulver (edelsüß)
1 Teelöffel Currypulver

½ Teelöffel weißer Pfeffer
½ Teelöffel Salz
1 Messerspitze Gewürznelkenpulver

1. Tomaten waschen, Stielansätze entfernen und kurz in kochendes Wasser halten; anschließend enthäuten, vierteln und entkernen.

2. Zwiebeln schälen und fein zerhacken.

3. Apfelessig in einem Topf erhitzen und Honig dazugeben. Umrühren, bis der Honig dünnflüssig ist. Tomaten, Zwiebeln und Gewürze in den Topf geben und unter häufigem Rühren 35 Minuten lang bei geringer Hitze köcheln lassen.

4. Ketschup mit dem Pürierstab oder dem Mixer pürieren.

5. Ketschup erneut aufkochen lassen, bis eine dickflüssige Masse entstanden ist. Fertiges Ketschup in Gläser abfüllen und verschließen.

APFEL-APRIKOSEN-CHUTNEY

150 Gramm Rosinen (ungeschwefelt)
500 Milliliter Apfelessig

500 Gramm Äpfel
500 Gramm Aprikosen
200 Gramm Zwiebeln
1 kleines Stückchen Ingwerwurzel
1 Teelöffel Koriander
1 Esslöffel Senfkörner
 (ca. 2 Zentimeter)
1 Prise Salz
200 Gramm Zucker

1. Geben Sie die Rosinen in eine Schüssel, gießen Sie 200 Milliliter Apfelessig hinzu und lassen Sie die Mischung etwa zwei Stunden durchziehen.
2. Äpfel schälen, Kerngehäuse entfernen und in kleine Stücke schneiden. Aprikosen waschen, Steine entfernen und in dünne Scheibchen schneiden.
3. Zwiebeln schälen und fein zerhacken.
4. Den restlichen Apfelessig in einen Topf geben, Früchte und Zwiebeln hinzufügen und andünsten.
5. Ingwerwurzel schälen und in kleine Stücke hacken.
6. Rosinen und Gewürze in den Topf mit den Früchten geben, alles kurz aufkochen lassen, Zucker hinzufügen, dann bei mittlerer Hitze einkochen, dabei stets umrühren.

7. Wenn ein dicker Brei entstanden ist, das Chutney in Einmachgläser füllen. Innerhalb von 4 Monaten verbrauchen.

VINAIGRETTE MIT KRÄUTERN UND EI

1 Esslöffel Apfelessig
3 Esslöffel Öl (z.B. Olivenöl)
1 Teelöffel Wasser
Salz
schwarzer, frisch gemahlener Pfeffer
1 Esslöffel Kräuter (Dill, Petersilie, Schnittlauch, Basilikum, Rosmarin, gehackt)
1 hart gekochtes Ei

1. Vermischen Sie in einer kleinen Schüssel den Apfelessig und das Öl.
2. Rühren Sie das Wasser unter und würzen Sie die Vinaigrette mit ein wenig Salz und Pfeffer nach Belieben.
3. Rühren Sie anschließend die Kräuter unter die Vinaigrette.
4. Nun schneiden Sie das Ei in kleine Stücke und vermischen es mit der Vinaigrette. Geben Sie diese Salatsauce über den Salat und rühren Sie sie gründlich unter.

Register